I0840867

La Curación del Estreñimiento

por el

Dr. Amilcar de Souza

Libro publicado originalmente en 1921

Nueva edición revisada y editada en España, 2019

Índice

I
Al lector

El estreñimiento es una dolencia pérfida. Se produce en las criaturas, persiste en los adultos y acompaña al anciano a la sepultura. Este estado mórbido ha llegado a ser una manera habitual de vivir de la humanidad. Raras son las personas, a estas alturas del siglo XX, no atacadas de inactividad intestinal. Cuanto más civilizadas sean las familias y más habiten las ciudades y los pueblos, empeñadas en vivir fuera del contacto con la Naturaleza, tanto mayor será el mal funcionamiento de los intestinos. A primera vista no se calculan los males que se derivan de esta dolencia. Indáguense los síntomas próximos o remotos, averígüense las causas y los efectos. Si el lector quiere acompañarme, aprenderá cómo tiene que proceder para normalizar sus funciones intestinales. Acabará por saber cómo tiene que proceder para normalizar sus funciones intestinales. Acabará por saber cómo tiene que guiarse para salir victorioso del «estreñimiento». Los médicos fáciles y seguros al alcance de todos para librar al vientre de la obstrucción, le serán familiares si me sigue. Esta enfermedad es la causa de muchos males físicos y morales que acometen al hombre, a la mujer y al niño. El estreñimiento es verdaderamente una dolencia universal, pues si la tisis ataca y mata casi media humanidad y el cáncer aniquila una cuarta parte, la «constipación» del intestino, así llamada erróneamente, es patrimonio de todos los que no siguen la verdadera higiene y en todo momento infringen las justas leyes que hay que seguir para gozar salud. No hay que admirarse de que este malestar se acentúe cada día más, llegando a convertirse en hábito persistente. Indague el lector, en sí propio, entre su familia, entre sus relaciones, y vea si en su mujer, sus hijos, sus parientes y sus amigos no hay precedentes, pues son raras las personas que satisfacen cómo se debe este precepto higiénico de la conveniente evacuación del intestino. Algunos dicen poseer un tubo digestivo admirable y no lo limpian convenientemente de sus detritus, a horas regulares. La mayor parte de las personas no prestan atención a este último período de la digestión. Hasta hay individuos que no quieren conceder importancia a tal función, y nosotros podemos afirmar que gran parte de las enfermedades son debidas a la «Coprostasia». Los dolores de cabeza de todas clases, los vértigos, las náuseas, la falta de apetito, la ictericia, las enfermedades de la piel, las dolencias del hígado, el cansancio, las enfermedades de los riñones, la apendicitis, las colitis, las hemorroides, etcétera, son originadas por la estancación intestinal.

El intestino, por la retención fecal de los alimentos, se convierte en una verdadera caja de Pandora, de la que irradian, por el vehículo de la sangre, hacia todos los tejidos, un sinnúmero de venenos. La conocida tensión intestinal que la mayor parte de las personas consideran como gran beneficio, no pasa de ser un malestar considerable. La grasa, la obesidad en muchas personas que comen mucho y que tan satisfechas están de ello, es la resultante más vulgar de la demora de los restos del bolo alimenticio en las últimas porciones del intestino. También el enflaquecimiento puede ser causado por la inercia de los intestinos y por la mala absorción de los elementos que el quimo alimenticio contenga, en cantidad que algunas veces asusta.

Raras son las personas normales del intestino, y, a nuestro entender, entre la clase media es difícil observar ejemplos de verdadera y total expulsión de heces normales.

Los niños de pecho, cuando están mal alimentados con leches de amas de cría, de cabras, de vacas o harinas, padecen de estreñimiento. No sucede lo mismo cuando las madres alimentan a sus hijos; y es que los niños toman de los senos la buena leche que les está destinada.

Hay personas que se juzgan bien equilibradas en esta función orgánica por el hecho de satisfacer todos los días esta necesidad del organismo. ¡Cuántas veces esta función se realiza imperfectamente! Puede decirse que siempre sucede así.

Como resultado de la convicción firme, de que la «constipación» es la mayor plaga de la humanidad, hemos escrito este libro, ¡Ojalá puedan las doctrinas expuestas en él curar a los enfermos, que constituyen mayoría en las clínicas de todos los médicos! Para asentar esta afirmación, basta considerar el gran número de purgantes que se amontonan en las farmacias en forma de aceites, aguas, píldoras y cápsulas. Todo eso lo ha inventado la industria para vencer al horrible morbo, pero en vano, pues la humanidad continúa sufriendo en mayor proporción por más elixires que ingiera, por más drogas que tome. ¡Cuántas fortunas se han hecho con laxantes y medicamentos derivativos! ¿Cree el lector que vamos a recomendarle algún nuevo específico? Se equivoca.

En las últimas páginas de este libro encontrará, en forma clara e intuitiva, el desarrollo del problema que nos proponemos resolver científicamente.

No fastidiaremos al lector con nociones científicas complicadas. Emplearemos las indispensables para que comprenda claramente esta cuestión vital. Trataremos el asunto de tal manera, que creemos que todo el mundo podrá seguir el tratamiento aconsejando y evidentemente obtendrá la justa normalización de sus funciones digestivas. ¡Cuántos incalculables beneficios se desprenderán de su fe en el tratamiento! El sabio Dr. Boerhave escribió como resumen de toda su medicina: Cabeza fresca, pies calientes, vientre libre; y en estas palabras hay una lección perfecta de equilibrio orgánico, pues para pensar bien hay que tener una buena circulación y hacer una buena digestión. El cerebro no puede ser centro de buen criterio y raciocinio, sin que el ejercicio produzca en las extremidades de los miembros inferiores el calor suficiente y los órganos de la digestión cumplan sus obligaciones como deben.

Los que quieran poseer un intestino normal deben, pues, procurar hacer ejercicio y una buena digestión. Más adelante desarrollaremos estos dos motivos con toda la extensión que merecen. Los que son perezosos para su organismo no procurándole el trabajo requerido, provocarán seguramente la inercia del intestino, y por la misma causa la poca viveza del cerebro produce la inercia vital.

La vida estará de acuerdo con la ajustada y poderosa determinación que tome el sistema nervioso. Hay que tener presente la verdad: *Mens sana in corpore sano.*

La curación de la constipación del vientre es la clave de la salud.

Se demuestra con datos de toda clase que venciendo esta incomodidad, que a primera vista parece sin importancia, resolvemos todos los fenómenos orgánicos;

desaparece la violencia del temperamento, se amenguan las inseguridades de los neurasténicos, los flacos se normalizan, los gruesos pierden su sobrecarga adiposa. Si por medio de ventajas sanitarias curasen de estasis fecal todos los hombres, mujeres y niños, el mundo sería muy diferente de lo que es. Impedir la enfermedad debe ser el cuidado de todas las personas que estimen su salud, pues nadie cree que haciendo locuras pueda gozarla. La vida tiene sus leyes como el Cosmos, y si no respetamos las nociones de higiene, el mal, sea del orden que fuese, se instalará en nuestro organismo ventajosamente. La medicina es una ciencia filantrópica y humanitaria cuando dice y enseña los métodos de profilaxia, o mejor, de higiene.

El médico moderno tiene que ser un conservador de la salud. Las ventajas de la higiene vencen todos los sistemas curativos, hasta después que el mal haya echado raíces, La evitación del estreñimiento es su curación. Todos los procesos terapéuticos no valen lo que la higiene preventiva, pues evitar un incendio es mejor procedimiento que atajarlo con bomberos y agua. El uso de los materiales ignífugos, el cuidado que debe tenerse con el alumbrado y el empleo de los pararrayos, son medidas convenientes; de la misma manera, para vencer el fuego interior que acomete a los «constipados», es de grandísima ventaja usar de todos los procedimientos que la ciencia y la razón nos enseñan para llegar a la muerte del estreñimiento, calamidad que tanto aqueja a la humanidad continuamente y se presenta bajo distintas formas.

En China los médicos sólo cobran cuando los enfermos curan. Es este un proceder fundamentado y justo, a nuestro entender, tanto, que el que este libro escribe desearía tener clientes en estas condiciones.

Si se indicasen las buenas normas de vida a las familias, orientándolas con la administración de nociones claras de salud, la humanidad gozaría mucho más.

En algunos textos antiguos, la dolencia era considerada como una extraña intervención y hasta se creía demoníaca; pero aquellos tiempos de obscurantismo pasaron, sin dejar consejos saludables en la historia de la medicina. Hoy esta dolencia se considera como un resultado de la infracción de las leyes orgánicas del funcionamiento celular, que se ha hecho mórbido, debido a causas hereditarias o motivos personales. Sólo está enfermo el que quiere estarlo, y prepara con su inexperiencia y falta de saber el terreno apropiado, salvo las condiciones heredadas, que también se pueden vencer.

Los miles de enfermedades diversas que aquejan al hombre, no dejan de ser distintas variedades de lo mismo que irrumpen en formas especiales.

La enfermedad es una; aparece aquí o allá, conforme las circunstancias que se congregan para lesionar este o aquel órgano. Divulgar por todos los medios la medicina preventiva, o sea la higiene, es combatir la nefasta acción de todos los medicamentos, que son otros tantos venenos; ese es el camino que toma la ciencia actual, destruyendo el dogma poliformo de la droga elevada a Ciencia, diosa falsa y pérfida.

El estreñimiento es la causa de todos los males, pues podemos afirmar que conservar el vientre libre, es la principal condición de la salud. Nadie puede gozar salud, si el intestino no ejerce sus deberes convenientemente.

Pocas personas hay que no quieran contar sus días por felicidades, entre la alegría y la ventura, así como hay quien continuamente espera las riquezas, sin considerar que la mayor fortuna es tener un buen organismo, equilibrado en todos sus órganos y aparatos que funcionen convenientemente.

La riqueza en bienes no es absolutamente necesaria para obtener la salud, pues parece que esté en razón inversa, considerando que los ricos mueren mucho más pronto que los pobres, debido a los placeres a que se entregan. Los abandonados por las riquezas trabajan físicamente haciendo valer su único patrimonio, o sea sus brazos, empleados en mil ocupaciones y menesteres. Los detentores de las riquezas se preocupan cerebralmente, se excitan por todos los medios con la gula y la lujuria. Su vida, reducida a la difícil digestión y continuada satisfacción de los deseos, rara vez pasa de los 50 años. Los obreros, sobre todo los del campo, los que cultivan la tierra y la cavan, luchan en pleno sol y prolongan su humilde existencia en sus viviendas sin comodidades, en las que entra el aire puro de los campos y los montes, sano y útil.

El estreñimiento tiene como causas eficientes el desapego que el hombre tiene, en su ansia de gozo, a los beneficios resultantes del contacto con la Naturaleza, pues cuanto más nos aproximamos a la vida primitiva, tanto menos nos ataca la pereza de los intestinos. Los habitantes de las ciudades o de los pueblos que no se entregan a los ejercicios musculares, son esclavos de la terrible inercia. Los campesinos vencen con más facilidad ese obstáculo a la derivación intestinal con sus ocupaciones cuotidianas. Esta derivación es tanto más perfecta, cuanto mayor sea el esfuerzo de los miembros que se agitan en el trabajo rústico de la azada, el arado, el legón o la hozo.

El lector más de una vez se habrá sentido malhumorado o aburrido, y ciertamente habrá imaginado que era debido al tiempo o a alguna contrariedad. ¡Puro engaño! El origen del mal que le aqueja, el dolor de cabeza que le mina, el peso que le atonta, reside únicamente en el estasis intestinal. Para probarlo debe proceder a una limpieza, aunque sea forzada, del tubo intestinal, y verá cómo recupera su ánimo, la alegría vuelve y el malhumor desaparece como humo fugaz. Los médicos conocen el efecto de los purgantes de varias especies, y por eso los formulan para desintoxicar el organismo, pero los que usen este sistema se engañarán a sí mismos, pues el alivio es sólo momentáneo. Al despejo de la fosa entérica, de la cloaca individual sigue el nuevo relleno, y al poco tiempo volverá a sentir los mismos síntomas que antes. El enemigo no se rinde ante la violencia de esas balas (las píldoras o los comprimidos, los sellos o las cápsulas). Este libro recomienda procedimientos más convenientes, más «naturales», que el autor conocer y tiene la confianza de que son más dignos de valor„ No hay ninguna duda de que el mal se cura tanto más pronto cuanto menos antiguo fuese el sufrimiento. Las criaturas encuentran beneficio en breve tiempo; no sucede lo mismo con los adultos ni con los viejos, habituados a obrar con dificultad.

Con esta confesión, juzgamos prestar un buen servicio al público. Estamos capacitados de que somos nosotros mismos los que alcanzamos la salud o la perdemos, según la orientación que tomemos y por el modo como hayamos vivido. Curar el estreñimiento es cosa que sólo puede llevarse a cabo modificando el modo de vivir de la humanidad, en el sentido de hacer trabajar mejor la máquina humana, perfecta y armónica de sí.

Lector, lee con atención este libro; piensa en su razón de ser y júzgalo como hecho por un sincero y desinteresado amigo suyo.

En sus páginas encontrarás muchos convencionalismos destruidos, no los escondemos, antes al contrario, los ponemos en claro, pues no queremos injuriarte como tantos otros. Vencerás tu mal intestinal si cumplieses uno tras otro todos los consejos que te damos, y para ello sólo nos basamos sobre tu fuerza de voluntad.

Después de tantos medicamentos que has tomado, ¿por qué no experimentas este método tan sencillo, tan fácil, tan intuitivo, tan lógico?

II

El Aparato Digestivo

El cuerpo humano está compuesto por varios órganos que, reunidos según los fines que se destinan, forman los aparatos. Cada órgano es un conglomerado de gran número de células, de pequeñas porciones del protoplasma más o menos diferenciado, que posee en el centro un núcleo procreador.

¿Ha visto el lector los glóbulos rojos de la sangre al microscopio? Parecen montones de monedas. Las células tienen vida propia y del conjunto de vitalidad resultan los órganos. Las células digieren los alimentos, respiran, segregan y excretan. Son, pues, seres vivos agregados a tantos otros que forman, primero los tejidos, luego los órganos y los aparatos. Iniciados los organismos sobre el principio de una célula única, o mejor, de la unión de dos diferenciadas como sucede en el hombre, se forman varios tejidos que urge conocer: 1º, «epitelial» (o sea la piel y las mucosas); 2º, «nervioso» (cerebro y nervios); 3º, «óseo» (que forma los huesos); 4º, «muscular» (músculos); 5º, «cartilaginoso» (el que forma los cartílagos); 6.o, «conjuntivo» (que sirve para ligar los órganos); 7.o, «sanguíneo» (que forma la sangre compuesta de plasma y glóbulos).

Estas nociones son fundamentales para que pueda comprenderse lo que vamos a decir más adelante. El aparato digestivo tiene que desempeñar las funciones de recibir los alimentos y modificarlos de forma que puedan ser absorbidos por los líquidos sanguíneos. Es un tubo que comienza en la boca y termina en el ano.

Comprende varios órganos: la boca y la faringe, el esófago, el estómago y los intestinos. De este conjunto de órganos, unos están alojados en el tórax y en la cabeza, otros forman el abdomen. Los separa el diafragma, músculo abovedado que divide el tórax y el abdomen. La boca y la faringe están en la cabeza y en el cuello; el esófago en la cavidad torácica; el estómago y los intestinos, con glándulas anejas en la barriga, envueltos por una membrana serosa especial, llamada «peritoneo», que sirve para ligarlos órganos unos con otros. Todo el aparato digestivo está ferrado interiormente por una membrana mucosa, llamada así por segregar una mucosidad lubricadora.

Analicemos cada una de las porciones del tubo digestivo, para que el lector tenga una buena idea del mismo.

La boca tiene un orificio labial, la lengua, los

dientes y las glándulas salivares, así como los maxilares, que forman el esqueleto de esta región como dos herraduras superpuestas. Los labios son rebordes de la mucosa, transición con la piel; están dotados de propiedades modeladoras de la voz.

La lengua tiene una serie de papilas especiales del gusto, que forman la V lingual, Los dientes (20 en la primera dentición y 32 en la segunda) son pequeños cuerpos duros y resistentes, implantados en los maxilares en hilera y que nos sirven para mascar cuidadosamente, Cada diente emerge de un alvéolo, en el que se asegura su raíz y sólo saca su corona de forma y función variadas.

Las glándulas salivares se parecen a granos de uva. Hay tres a cada lado: las «parótidas», encerradas en el maxilar superior; las «submaxilares», situadas en el pavimento bucal, y las «sublinguales», colocadas bajo de la lengua. Del conjunto de secreciones de estas tres glándulas se forma la saliva, líquido que contiene «ptialina», fermento capaz de transformar el almidón en azúcar, es decir, el engrudo de 'los alimentos en glucosa o azúcar de uva asimilable.

La faringe sigue a la boca; colocadas después de las amígdalas (especie de almendras, situadas lateralmente en el fondo en número de dos, sobre las que se ve, en la parte superior, la campanilla o úvula). La faringe se comunica con las aberturas posteriores de las fosas nasales, y con la laringe, de la que está separada por una válvula denominada «epiglotis». En la faringe se verifica la deglución del bolo alimenticio.

A la faringe sigue el esófago, tubo que desciende perpendicularmente hasta ensancharse en el estómago, en el que desemboca pasando por un orificio llamado «cardias». El estómago es un saco en forma de gaita, de veinte tantos centímetros de extensión. Tiene dos tuberosidades y está dotado de un líquido especial llamado «jugo gástrico», que posee especiales propiedades para la digestión de los alimentos, que se transforman en «quimo». Cuando este fenómeno se realiza completamente, el «píloro» (otro orificio terminal de la bolsa estomáquica) se abre y deja paso hacia el intestino delgado.

El intestino delgado es el asiento de los fenómenos esenciales de la digestión. Posee dos glándulas importantísimas: el hígado y el páncreas. En el interior del intestino delgado los alimentos se transforman por completo y se forma el «quilo», apto para ser absorbido, El intestino delgado (duodeno, yeyuno, íleon) tiene siete metros de extensión y forma numerosas circunvoluciones reunidas por pliegues del peritoneo y del «mesenterio». Dentro del intestino hay numerosas «papilas» llamadas «vellosidades», en (las que se forma un líquido denominado «jugo entérico», compuesto de dos fermentos: uno y la «invertina», que transforma las sacarosas en glucosas, y otro la «enterocinasa», que modifica las albúminas.

El páncreas es como una glándula voluminosa salivar y sirve para verter en el duodeno la «tripsina», la «amilopsina» y la «saponose»; esta última está destinada a modificar las substancias grasas y formar jabones.

El hígado es la glándula más grande de todo el organismo; está situado a la derecha del estómago y por debajo del diafragma. Comprende lóbulos y está muy irrigado por arterias y venas. Produce un líquido denominado «bilis», que desde la vesícula propia es lanzado por un canal colédoco en el duodeno, al lado de la abertura del orificio pancreático. La bilis es un líquido que tiene en disolución dos pigmentos: uno rojo, otro verde (derivados de la modificación de los glóbulos rojos de la sangre) y con muchas sales de sosa. La bilis tiene una acción notable sobre los alimentos; neutraliza los ácidos, facilita el valor del jugo pancreático, favorece las emulsiones de las grasas y convierte en asimilables los jabones formados. El valor de la bilis es enorme para la economía animal y para la cura del estreñimiento. Los que tienen un buen hígado como órgano de defensa orgánica y regulador de la distribución de los azúcares en el organismo, gozan de larga vida y conservan el intestino libre.

Las funciones del hígado son valiosísimas, y más tarde veremos cuáles son los procesos para normalizar la secreción biliar para tener; salud.

Los alimentos llegados al intestino delgado son absorbidos por los vasos quilíferos y van a juntarse a los líquidos segregados en Id «vena porta», que lleva desde el hígado a la corriente circulatoria los «extractos» de alimentos. Los restos de los alimentos retroceden, en virtud de los movimientos peristálticos hacia el «intestino grueso», último segmento.

El intestino grueso empieza en la fosa ilíaca, donde está el «apéndice», invaginación secretora de un líquido propulsor de las heces llamado «hormona» apendicular; Allí está su primera parte: ele «ciego». Del ciego nace el «colon» en forma de U invertida, ascendente, -transversal y descendente. El tubo digestivo termina en el «recto» y que forma una ese hasta llegar al esfínter anal.

Esto es, resumiendo de una manera precisa y provechosa para la buena interpretación de los fenómenos digestivos, el aparato digestivo, largo antro de gran desarrollo y de mucha importancia para la existencia. Del buen funcionamiento de este aparato orgánico resulta la salud. Según sea la caldera, la hornilla y el carbón, así será la máquina. Si los alimentos fuesen impropios, las cenizas no pueden salir bien, y, en consecuencia, se desorganiza y vicia todo el sistema vital. No se puede conservar íntegro el aparato digestivo sin que los materiales ingeridos sean convenientes. Un sabio ilustre, el Sr. Bertelot, tuvo la idea de que el hombre podría vivir exclusivamente de píldoras formadas de carbono, hidrógeno, oxígeno y nitrógeno. De esta manera el aparato digestivo dejaba de cumplir sus funciones propias y luego se fiaba por falta de lastre.

En consecuencia, alteraba sus funciones, y un continuo estreñimiento sería el resultado a que llegaría quien quisiese vivir nutriéndose con extractos de alimentos o de productos concentrados químicamente. El tubo digestivo del hombre se parece en todo al de los demás mamíferos y sólo se distingue por la mayor perfección y contextura.

Si se considera al hombre como el animal mejor constituido y más perfecto, como el Rey de la Creación, debe tener sus aparatos y órganos mejor construidos. En su conjunto es verdad, pero separadamente no acontece así, pues los ojos del águila son más potentes, el olfato del perro y la fuerza del toro son superiores, y únicamente en las funciones cerebrales es en lo que el hombre aventaja a los demás animales.

La racionalidad humana es muchas veces causa de la misma debilidad. Dominado y pervertido el instinto, el hombre come y bebe sin tener hambre ni sed, de todos los «alimentos», hasta los más disparatados y exóticos.

Y todas sus funciones, ¡cuántas veces se desvían de toda racionalidad! ¡Cuántas veces están sujetas al vicio! El buen equilibrio de la vida depende del equilibrio del aparato digestivo en todas sus partes. El hombre no puede, por medio de ningún artificio, arreglar el quimismo digestivo. «El hombre sólo tiene poder sobre la primera parte de la digestión. El hombre puede tan sólo regular: 1º La masticación, y 2º, la selección de los alimentos».

Hay que prestar atención a estas dos condiciones y con ello conseguir la buena fisiología nutritiva.

La masticación tiene una importancia suprema. Es necesario tener buenos dientes y querer ejercitarlos.

Estudiemos el valor de este acto mecánico-fisiológico, y después hablaremos de la elección de los alimentos.

III

La Masticación

Por medio de la acción de los músculos propios, el maxilar inferior, las superficies internas de las mejillas y la lengua, convergen hacia los dientes los alimentos introducidos en la boca por las manos. Existe un líquido que ayuda la digestión bucal: la saliva.

Pocas personas prestan atención a esta trituración, que tiene por objeto separar y dividir los alimentos sólidos en pequeñas partículas, aptas para ser atacadas por los fermentos o diastasas que la saliva contiene, segregados por los tres pares de glándulas salivares y vertidos por canales especiales. Aprender a masticar es el mayor beneficio que puede obtenerse, y los que saben reducir convenientemente a pequeñísimas partículas los alimentos, consiguen preparar un bolo alimenticio que reúna excelentes condiciones para seguir su destino, después de la deglución, hasta la expulsión final. Para libertar bien el intestino, es necesario masticar bien los alimentos convenientes.

Toda, y cualquier enfermedad del tubo digestivo se modifica y deja de tener mal carácter, tendiendo a ser vencida en breve, cuando la masticación es perfecta y se tomen alimentos naturales. El hombre, habituado a comer de prisa, no presta la menor atención a este primer tiempo de la digestión. Engulle bocados intactos, por decirlo así; se le atragantan algunas veces, y amontona en su estómago trozos sobre trozos de las substancias más heterogéneas. No mueve los dientes para cortar, dividir y moler convenientemente; engulle atolondrada y precipitadamente, y cuando no puede hacer pasar por el «istmo de las fauces» las substancias imperfectamente preparadas, emplea varios líquidos, calientes o fríos, para empujarlos hacia el esófago. El único acto verdaderamente voluntario de la digestión es la masticación de los alimentos, pues sólo sobre la boca impera el cerebro. Fuera de este acto, la digestión no está supeditada a nuestra voluntad ni a nuestro esfuerzo consciente.

Los encargados de la digestión son otros músculos y nervios, dependientes de varios plexos o anastomosis, correspondientes al «gran simpático», y sobre todo el «plexo solar», denominado «segundo cerebro», cuya acción es activar, dirigir, corregir y llevar a cabo toda la fisiología de los órganos adscritos a dicha función. Comer de prisa es un vicio terrible y pernicioso, pues la precipitada manera de mascar usual y común en la enorme mayoría de los hombres, hace que los alimentos recorran casi intactos el canal digestivo y sea la causa más preponderante del estreñimiento en muchos individuos. Abarrotar el estómago de materias mal preparadas es tan nefasto, como construir una casa sobre malos cimientos, malos ladrillos y peor madera. La masticación, además de necesaria, cuando se verifica bien es un poderoso factor de economía. Cuando mejor masquemos, menor cantidad de alimento necesitaremos, y no sólo se economiza dinero, sino que no se cansan los órganos digestivos. Horacio Fletcher, en América, ha llevado a efecto curaciones maravillosas enseñando únicamente a hacer trabajar los dientes demoradamente. Del mismo modo que la tierra mal trabajada produce frutos inciertos, los que mascan de prisa preparan, desde el principio, en condiciones impropias, el carbón vital. Desgraciadamente no hay ningún libro traducido al portugués de este celebrado autor norteamericano. Es una falta sensible que urge remediar.

Horacio Fletcher demuestra que se puede vivir con la tercera parte del volumen y del peso de la ración alimenticia usada anteriormente, si supiésemos reducir e impregnar de saliva nuestros alimentos.

¿Cuáles son los principios en que se asienta este lógico proceso de comer? Todos los animales mascan pausadamente sus alimentos; únicamente el hombre traga antes de tiempo los bocados, y el hombre tiene los dientes para utilizarlos como es debido. La doctrina de la masticación se resume en poco: no dejar se deslicen los alimentos hacia el esófago, sin que estén reducidos al estado conveniente por la acción de la saliva y de los dientes. El organismo únicamente puede beneficiarse con los alimentos cuando estén bien disueltos. *Córpora non agunt nisi soluta*. Esta frase latina quiere decir que los cuerpos sólo actúan cuando están disueltos; el estómago humano no tiene las propiedades de las mollejas de las aves; por esto precisa mascar, reducir por medio de las coronas dentarias todos los alimentos; es la primera regla de la digestión y en consecuencia de la longevidad. Horacio Fletcher era un hombre de negocios, a quien una Compañía de Seguros rehusó una póliza en virtud del mal estado de su salud. Desde el momento en que inició su magnífico sistema, es decir, mascar, y mascar cada vez más y mejor los alimentos, su salud, de precaria, llegó a ser brillante, a pesar de haber comenzado a mover bien los dientes a los 50 años.

A semejanza de su compatriota veneciano Luis Cornaro, que llegó a centenario, comiendo todos los días una reducida cantidad de alimento, régimen que inició a los 40 años. Horacio Fletcher practica la parsimonia y la sobriedad, haciendo una buena digestión bucal. ¿Pero cuántas veces es preciso masticar? Tantas cuantas fuesen necesarias para que el alimento, que va a seguir su curso, quede reducido a una papilla, a puré, a una masa fluida. Reducido el alimento a esa masa, el asiento del gusto, las papillas formadoras de la V lingual, son impresionadas diferentemente, y los alimentos más sencillos tienen nuevos y delicados sabores, que escapan a los glotones, y que Brillant-Savrin no conoció ciertamente. Para los saboreadores constituye un nuevo campo desconocido, revelado a costa de un útil ejercicio. Los músculos destinados a dicha función, sobre todo los maseteros, se fortalecen por medio de la ejecución de este utilísimo servicio nutritivo, tanto, que si doliesen sería prueba de que no estaban bien desarrollados y ejercitados.

Breves días necesitan esos músculos para fortalecerse. Nadie debe dejar de masticar todo lo demoradamente posible.

En las casas de comidas, restaurantes y comedores de fondas, debían estar escritas estas palabras en sitio visible: «Mascad, mascad; cuanto más, mejor».

Aquellos que no conservasen sus dientes en buen estado, deben entregarse a manos de un buen dentista. Esto es un remedio, aunque el mejor proceso es no comer alimentos que deterioren 'la dentadura. Entre los jóvenes, raro es el que posee buenos dientes, y hasta los niños que asisten a las escuelas están Contaminados y padecen de esos órganos esenciales y necesarios. Si nos fijamos entre 1.000 alumnos, no encontraremos 10 con buena dentadura. Las enfermedades de los dientes atacan a todas las clases sociales; así es que asistimos a una verdadera calamidad. Los dentistas ven sus consultorios siempre rebosantes, y a medida que el alimento del hombre se ha «civilizado», ha aumentado la «caries» y la piorrea alveolar». Los dientes mueren y caen en virtud de su mala nutrición y desarrollo, pues hay sustancias que atacan el esmalte y lo disuelve. El azúcar del comercio es una de ellas. Los que comen muchos dulces, aquellos que gustan mucho de visitar las pastelerías, fatalmente acaban visitando al dentista. Por otra parte, la falta de alimentos calcáreos y fosfatados que no llevan a la sangre los materiales necesarios, provocan el mal crecimiento de los dientes, sobre todo en la infancia. Pero la cuestión de los alimentos tendremos que tratarla con más detenimiento, bastándonos decir ahora que, para conservar nuestros dientes en buen estado, es necesario comer alimentos propios para su constitución, formación e higiene.

Los dentistas sirven para taponar agujeros producidos por la caries y colocar dientes artificiales. Cuando esos trabajos de prótesis están bien ejecutados, usando substancias convenientes en buenas condiciones, las ventajas se manifiestan por sí. La «boca de oro» de una dama elegante, alimentada con caramelos y manipulaciones de confitería, es muy diferente a la de una mujer del campo que coma sopa de coles o guisantes, pan de maíz o manzanas en su aldea. Las clases pobres tienen mejores dientes que las ricas, pues es en los pueblecitos en donde podremos encontrar personas con fuertes y buenos dientes, con la dentadura perfecta. El mejor elixir, la más afamada de las pastas dentífricas, el mejor cepillo para limpiar la dentadura, es comer pan moreno, pero con su salvado, o roer castañas secas que aguzan y pulen los dientes de nuestros campesinos. Los cereales completos son magníficos formadores de los dientes; así es que el pan llamado «blanco» es un «crimen» de lesa salud. Debemos cuidarnos la dentadura, y la mejor manera es hacer enjuagues con agua después de cada comida, sin permitir quede resto alguno de alimentos en los espacios interdentales. Con un hilo de seda y un mondadientes fino de madera, nos ayudaremos para este menester. Si usamos el cepillo, no debe ser muy áspero, y no debemos imaginar que Cendremos mejores dientes si usamos polvos u otros preparados, Es un gran error creer tal cosa, pues generalmente todos esos preparados son de malos efectos y no los aconsejamos a nadie. Para que la dentadura se conserve en buen estado, precisa que la saliva sea alcalina, y este líquido sólo merece este calificativo cuando los alimentos que se ingieren son propios a la naturaleza del hombre.

La caries se inicia al disolverse el esmalte por el abuso del azúcar; los microbios de la «flora» bucal atacan la dentina y el mal iniciado se desconoce al principio; pero como persisten las condiciones sin que nada las altere debido a ignorarlo, la caries aumenta. Un día se presenta cierto dolor violento; es que el nervio que queda al descubierto se impresiona al contacto de cualquier alimento. El remedio es extraer el nervio y cimentar debidamente el orificio. No hay otro. Detrás del primer diente sigue otro y otro, y todos toman el mismo camino fatal. La piorrea es debida a la mala saliva. Los dientes tienden a verse expulsados de sus alvéolos por despegamiento de las encías, en las que algunas veces hay formados abscesos que producen molestias. La caída de los dientes, lo mismo que la de los cabellos, es indicio de degeneración, muchas veces hereditaria, y contra la que es difícil luchar. No obstante, los que siguiesen las doctrinas de este libro, podrán hacer mucho para poner obstáculos a esa herencia letal.

«Mejor es cultivar la salud, que fabricar la enfermedad». La mayor parte de la humanidad parece que desea llamar a la muerte, desconociendo, o no importándole nada, tan importante máxima. Antes prefieren dejarse arrastrar por el saboreo de los gustos y placeres, que seguir el camino lógico y racional de la higiene. Los médicos mueren de las mismas dolencias que sus clientes y casi siempre más pronto que los desgraciados que fallecen sin asistencia en sus modestos tugurios.

Masticar los alimentos que contienen los valores necesarios para la buena constitución de la sangre, libre de substancias extrañas, es la regla primordial de la salud. Horacio Fletcher observó que las fermentaciones y putrefacciones en todo el canal digestivo, desaparecen en todos aquellos que saben dirigir bien la masticación de los alimentos. El hábito de mascar bien es más fácil de adquirir de lo que se cree, pues basta tener presente esta verdad: «Una buena masticación de los alimentos es la llave de la felicidad, y por lo tanto de la curación del estreñimiento». Los que mascan sin prisa, entregan al resto del aparato digestivo un bolo alimenticio en circunstancias para servir al organismo con extraordinarias y beneficiosas ventajas.

El mayor defecto higiénico que puede tener el ser humano, es mascar mal. Basta prestar atención a lo que sucede en la familia de cada uno, pues podemos aseverar que los que más pausadamente comen alimentos sencillos y son sobrios, son ¿los más alegres y sanos. Al padre meticuloso y a la madre cuidadosa de la salud de sus hijos, importa que este acto se cumpla inflexiblemente como se debe. De la misma manera que debemos respirar aire puro solamente por la nariz, durante el día y la noche, y nunca por la boca, pues las fosas nasales poseen condiciones de buenos canales aéreos, calentando la columna aeriforme y reteniendo en los meatos las impurezas nefastas que el moco arrastra al exterior a su debido tiempo, debemos saber enseñar a masticar. Del buen aire y del buen alimento bien preparado en el primer compartimiento del tubo digestivo, depende la salud y la felicidad.

Nunca está demás, pues, repetir las ventajas de la buena ensalivación, que modifica y digiere los almidones y tritura los albuminoideos, separando las grasas. El insigne profesor Chittenden, de la Universidad de Vale (Estados Unidos), el más conocedor de todos los sabios en materia de digestión, confirma el sistema Fletcher y lo aplaude.

Hizo varias observaciones personales con veinte hombres bajo la vigilancia de H. Fletcher, y sus ideas fueron concluyentes sobre el particular. Desgraciadamente ninguno, o casi ninguno, rinde culto a la buena trituración de los alimentos, y por eso el estreñimiento y todo el cortejo de enfermedades que de él resultan se extiende como una calamidad mundial en virtud de los trastornos operados en el metabolismo celular y de los excesos de la absorción intestinal, originados por retención del bolo alimenticio en el tubo digestivo, por no tener el debido excitante laxativo y antipútrido.

IV
La Selección de Alimentos

En el poder volitivo del hombre, en cuanto a la digestión se refiere, sólo pesa y tiene valor real para hacerla útil o nefasta: 1º, la masticación; 2º, los alimentos. Estudiado con detenimiento el acto de la masticación, que debe considerarse como esencial y merecedor del culto de todas las personas amantes de su identidad biológica, ha llegado la hora de tratar del «problema alimenticio». Esta cuestión es la más fundamental de todas, puesto que de ella depende el bienestar orgánico. Del alimento provechoso o perjudicial, derivan las buenas o malas ideas. «Dime lo que comes y te diré quien eres». Según sea el alimento, así obrará y trabajará el organismo. Pocos son en Portugal los higienistas o sociólogos que se han dedicado al estudio y resolución de este asunto de actualidad.

Los médicos, entretenidos en el formulismo medicamentoso, procuran encontrar el remedio salvador y el elixir renombrado que los farmacéuticos les presentan como vencedor de las enfermedades.

Los sociólogos y los políticos no reparan en los géneros alimenticios, sino cuando les piden más dinero al adquirirlos.

No hay, pues, realmente entre nosotros quien haya emprendido ventajosamente el estudio concienzudo del problema alimenticio en toda su magnitud. Algunos trabajos y esfuerzos sueltos que se han publicado son ediciones más o menos cuidadas, transcritas de los libros franceses. En Francia este asunto ha sido tratado por profesores y hombres públicos con algo de interés, pero lejos del elevado grado «científico-cualitativo» que ha alcanzado en Alemania e Inglaterra y principalmente en los Estados Unidos. Los sabios portugueses, desdeñosos como semidioses e infatuados por su grado de profesores-burócratas acostumbrados al banquete ornamental, procuran digerir lo más que pueden sentados a la mesa del goce y de la gula, sin importarles saber lo que comen. Los llamados higienistas, los denominados delegados de la salud por ludibrio, lo mismo que los menos ilustrados burgueses, hacen lo que pueden para ingerir todo lo imaginable, sea lo que sea. En mi humilde opinión, lo escrito entre ambos signos, sobre estar de sobra, puede herir susceptibilidades, siempre respetables. La verdad es que la mesa de los portugueses no tiene nada de recomendable: es pesada y recargada, llena de artificios antiestéticos e intensificados. Una comida nacional es un verdadero atentado a la razón y a la alimentación. En Portugal se come de tal forma, que no causa admiración, entre las clases acomodadas, asistir a la ruina fisiológica observada continuamente.

Al ingerir comidas en esta forma desmesurada y antimasticante, nadie imagina el verdadero lazo en que cae. Los resultados se manifiestan y se presentan en cotidiano cortejo de enfermedades, y parece que la negligencia de los médicos sea intencionada, pues en las Escuelas de Medicina no se oye ni una sola palabra, dicha por los profesores, en materia de dietética, el ramo más importante de la higiene. De esta manera los médicos van hacia la vida práctica de -la clínica absolutamente inconscientes y desconocedores de esta ciencia, es decir, la de comer y alimentar al individuo sano y al enfermo. Únicamente, y en estos últimos tiempos, el Dr. Samuel Maia (Dr. Félix) escribió una serie de volúmenes provechosísimos, que se pueden leer como demostración de un espíritu bien equilibrado y de un hombre de ciencia vulgarizador de doctrinas llenas de raciocinio y criterio perfecto.

Son los únicos trabajos de ponderado criterio publicados de mano de un médico ilustre y verdadero, pero que no es profesor de ninguna de las Facultades de Medicina.

En esos volúmenes de Higiene Práctica puede el lector alcanzar nociones claras, porque su autor es un hombre de ciencia, un espíritu sereno, que espolvoreó con chispazos de talento y gracia los capítulos de su gran obra. Su empresa fue grande; fue el primer hachazo dado a la glotonería portuguesa, atacada con sabiduría y con golpes de ironía. El camino que este médico abrió en el estudio de la alimentación y en la fustigación de toda irregularidad en la digestión, fue enorme. Si la tierra no fue totalmente revuelta, al menos deshizo muchos errores inveterados, evitó y corrigió muchas costumbres ruines y arrancó muchas plantas nocivas que se habían arraigado como de las de araña» en la cabeza de mucha gente buena como dogmáticas verdades. El lector que se interese por estas provechosas lecturas, más que del folletín de su periódico o de la política, puede tranquilamente leer los volúmenes del Dr. Félix con doble provecho. No solamente aprenderá y se instruirá, sino que se alegrará y le producirá bienestar.

Enseñar sonriendo la difusión de ideas sanas con aspecto jovial, nos parece un buen ejemplo que debíamos Seguir. El público es superficial; quiere saber cuando quiere, pero no permite que le cansen y fatiguen, que le interesen en demasía. Nuestro carácter de meridionales es astuto e inteligente, pero también es fútil. Por una paja se levanta una tempestad; pero pasada, todo queda tranquilo en espera del Mesías. Nadie hace nada ponderadamente con cálculo; nadie come lo que debe y del modo más utilizable para su bienestar.

Lo que se propone llevar a cabo este volumen es cosa de la máxima utilidad. Los latinos decían: *Sublata causa tolitur effectus*, que traducido nos dice: «Quitada la causa, desaparece el efecto». De manera que, si abandonásemos las causas del estreñimiento, si las venciésemos, el terrible morbo sería proscrito. El lector debe, pues, hacer un esfuerzo y seguir las razones en este opúsculo expuestas; procurará tener ánimo para ahogar sus antiguos deseos; repudiará sus malos apetitos por mucho que se resistan y luego la luz irradiará en el «caos» alimenticio en que vivía en inminente peligro a las catástrofes más violentas. La muerte precoz es únicamente debida a la anarquía alimenticia. La enfermedad perturbadora sólo se forma con los alimentos funestos que el hombre ingiere, bajo la más inocente y tal vez sabrosa forma. El instinto alimenticio que caracteriza en taxonomía los seres de las escalas zoológicas se dejó a un lado, frente al artificio con que la humanidad gusta de alimentarse malamente. Los víveres consumidos por el hombre han llegado a ser falsificados de tal forma y tan adulterados, que en medio de tan gran Babel es necesario, para ver claro, poseer abnegación sin límites y fuerza de entendimiento desmesurada. El hombre se complicó, se bastardeó y siguió un camino empedrado de errores, lleno de precipicios, en la elección de sus alimentos diarios.

Subordinando su alimentación a su instinto pervertido, dejó de raciocinar conscientemente más tarde, cuando procuró, con la ciencia, conocer las verdaderas necesidades fisiológicas. El instinto se vio obscurecido por una venda que le cubría los ojos, y la razón fue pisoteada por los usos y las costumbres adquiridas.

Procuremos levantar los velos que forman la oran ilusión de la nutrición humana a semejanza de los ropajes y decoraciones de un teatro, engañadores en la escenografía presentada a veces con matices deslumbrantes, pero casi siempre ficticios y vanos. Es esto una tarea sin gloria y un tanto difícil; pero ojalá sepamos poner tan en claro las tesis que hay que desarrollar, que la ecuación final sea justa y demostradora de que el equilibrio vital resulte perfecto y útil. Quisiéramos convencer, con la misma facilidad que el agua de una fuente cristalina que fluye por el intersticio de una roca, venida de seno de la tierra fecunda que la absorbió al caer en forma de lluvia fertilizante. Quisiéramos que nuestros decires tuviesen el poder sugestivo de un profeta y la intuición evidente de un científico.

No evitamos ningún esfuerzo profundizador del problema por el ansia en conquistar la verdad alucinadora y única que hoy se nos presenta en el vasto campo que vamos a explorar. Las ideas definidas y radicales que defendemos fueron maduramente pesadas en balanzas de especies varias, morales y químicas, económicas y biológicas. Años tras años de profunda labor, concretando obstinadamente en este círculo con límites definidos sobre la tesis que teníamos que defender, fueron bastantes para podernos dar «nociones» nuevas, vigorosas y renovadoras, que aceptaron todos como justas y perdurables. Saliendo de la discusión de problemas básicamente contaminados por herencias originarias que envenenan la ciencia del alimento, las doctrinas que defendemos pueden ser revolucionarias a primera vista, pero poco después los más enemigos las juzgan perfectas cuando libran sus ojos de la ilusión acostumbrada.

«Pero, ¿qué es el alimento?» Nos preguntará el lector, y nosotros procuraremos definirlo, diciendo: Es toda substancia que sirve para sustentar el cuerpo normalmente y con salud. El alimento del hombre debe ser tal, que produzca calor y energía y sirva para constituir y reconstituir los 'tejidos del organismo. El alimento es, pues, toda materia que el organismo pueda ingerir o absorber, para que la sangre resultante nutra convenientemente todas las células corpóreas. Para que se comprenda bien esta sencilla definición, es necesario saber qué es una célula y un tejido y tener unas nociones rápidas sobre el mecanismo nutritivo de la asimilación.

Célula es una pequeña porción de protoplasma; substancia vital formada de carbono, hidrógeno, nitrógeno y oxígeno principalmente. Posee un núcleo con facultades reproductoras.

Tejido es el conjunto de células más o menos diferenciadas e individualizadas.

Para que las células del cuerpo humano se nutran

bien, es preciso que la sangre (vehículo en cuyo plasma nadan los materiales absorbidos por los intestinos, donde los alimentos fueron digeridos) tenga elementos bastantes y suficientes para la distribución por las células de los materiales anabólicos».

Los alimentos recorren un ciclo que obedece a las leyes de Lavoisier: «Nada se pierde, nada se crea, todo se transforma». Esta misma noción aparece en Lucrecio que, en su inmortal poema *Natura rerum*, ya descubrió esta verdad hace 2.000 años. Derivados de la tierra, que es madre, bajo el poder, del sol, el generador, con el auxilio del aire y del agua, los vegetales absorben del suelo los materiales suficientes que el agua de las lluvias disuelve. Y por la acción de la luz y de la atmósfera las plantas se crían y se vigorizan, atestiguando el poder de los elementos y de la Naturaleza omnipotente. Esas plantas neo-formadas, resultantes de la simbiosis de las fuerzas cosmogónicas, que son el substratum del poder activo de la vida, hecha a costa del reino mineral en el sincronismo de la materia, siempre la misma y fija, es el alimento de los animales que, a su vez, después de su muerte se convierten en tierra fértil, para que las épocas formativas no se desordenen ni se alteren en la vuelta cíclica de los seres y de la vida.

Nuestros alimentos se desdoblan en sus principios constitutivos, es decir, se dividen en partículas por la acción de la digestión. En el tubo digestivo hay vasos quilíferos que chupan las materias convenientes, las cuales, pasando por el hígado, son almacenadas y normalizadas, dentro de lo posible, para incorporarse a la sangre a su tiempo. El hígado es un órgano compensador y equilibrador de la nutrición. Glándula voluminosa, situada a la derecha en la cavidad torácica abdominal por debajo de las costillas, como sabemos, y compuesto por dos lóbulos principales, derecho e izquierdo, con un intermediario más pequeño, cerca del cual está la vesícula de la hiel, en la que se almacena la bilis, liquido esencial a la digestión duodénica e intestinal.

Varios canales biliares, arterias y venas del hígado, emergen y convergen en esta glándula, siendo de notar sobre todos los tubos derivativos y conductores: la vena porta; que a semejanza de un árbol tiene numerosísimas, raíces que beben y chupan en el tejido intestinal los jugos quilíferos, presenta un tronco voluminoso que se abre en ramas cada vez más finas y se introducen en el parénquima del tejido hepático. Según fueren los alimentos ingeridos y digeridos, así será más tarde el hígado, bien o mal irrigado.

Entre los venenos que el hombre usa como alimentos, debemos observar que el peor es el alcohol, por ser su mayor enemigo. Los que beben alcohol, aun en mínimas cantidades, lo mismo que los que comen otras substancias, como la carne, té, café, etc., tienen su hígado anormalizado. Algunas veces llega a pesar tres kilogramos (hipertrofiado), voluminoso y enfermo. Otras pesa 750 gramos y está cirrótico. Normalmente debe pesar un kilo 500 gramos. El hígado es el purificador de la sangre por excelencia, el regulador del azúcar, el destructor de los venenos; es un filtro maravilloso, el más indispensable, lo mismo que los riñones, para el buen funcionamiento de nuestro organismo. No debemos estragar el hígado, si pensamos en interés de nuestra salud. Los que quisieren vencer el estreñimiento, no deben recargar el hígado con alimentos concentrados que quiten fluidez a la bilis. En el hígado tiene lugar un fenómeno notable: se renuevan los glóbulos sanguíneos. Los principios colorantes de estos glóbulos ya gastados, son los que forman el color amarillo de la bilis con tonos verdosos. El rojo se cambia en amarillo por la ausencia del oxígeno del aire que los pulmones entregan en la hematosis a la sangre. El hígado regula el gasto de glucosa, elemento que necesitan los músculos para su trabajo. En el hígado se almacena y de allí sale en la medida conveniente en forma de «glucógeno». En el hígado, los venenos, las toxinas chupadas en los intestinos, son neutralizados y destruidos cuando no existen en cantidades demasiado elevadas. Las dolencias originadas por el mal funcionamiento del hígado, son la «ictericia» y el «cólico».

La ictericia es el resultante de la obstrucción de los canales biliares, ocasionada por una bilis densa. Cuando la bilis se concreciona más, aparece el cólico hepático. El único remedio es alimentarse propiamente, con objeto de que no se forme una bilis anormal. Más adelante hablaremos sobre los alimentos naturales que no cansan al hígado ni a los riñones.

Después de estas breves nociones fisiológicas sobre el mecanismo e higiene del hígado, trataremos de la selección de los alimentos. El hombre ha intentado aprovecharse de todo para su alimentación, y debido a ese exceso de víveres a su alcance, modelado sobre su valor, fallaremos que la máquina humana está algunas veces sobrecargada Y Otras mal alimentada. El combustible no sólo se ingiere para que el organismo se nutra, sino por goce desmedido.

El criterio que debe dominar en la selección de los alimentos, es difícil de hacer resaltar para aquellos que no quieran acompañar los raciocinios y las bases científicas expuestas en estas páginas.

El hombre, como todos los animales, fue destinado a servirse de alimentos tal cual la Naturaleza los presenta a su determinante alimenticia característica. Primitivamente el hombre utilizó lo que la tierra le ofrecía en estado de poderlo comer. Sigamos el criterio de muchos sabios y pensadores modernos sobre este magno asunto.

Cuvier, el gran zoólogo francés, dice que son las raíces, las hojas de las plantas y los frutos de los árboles el alimento más apto para el hombre.

El Dr. Letourneau dice: «El hombre nace frugívoro».

El ilustre Flourens afirma: «El hombre es, como el gorila, un frugívoro».

El insigne Grassendi demuestra que «el hombre, antes de viciar su naturaleza comiendo carne, vivía de frutas».

El Dr. Ray declara que «el hombre posee manos delicadas para coger frutas y dientes sólo aptos para poder «mascarlas».

Si estos autores y muchos otros hacen estas afirmaciones, otros fisiólogos dicen que el hombre es omnívoro, es decir, que puede comer de todo: carne y pescado, vegetales, cereales y frutos.

Se nos presentan, pues, dos campos opuestos, y por ambos lados nos, aducen argumentos. Estudiemos imparcialmente el caso en litigio. No hay duda que el hombre primitivo, antes del descubrimiento del fuego, en el clima y región propios, vivía de los frutos de la tierra. La necesidad de alimentarse en épocas y tierras en que no podía disponer de frutos de árboles, condujo al hombre a utilizar, con auxilio del fuego, los restos de cadáveres de animales y alterar la contextura de los vegetales con las preparaciones de la culinaria. Este seudoprogreso no destruye en nada la verdad inicial; ¿pero podrá vivir hoy el hombre sin el auxilio de la cocina? Experimentos bien orientados nos llevan a la conclusión de que el hombre puede hoy día vivir como vivieron sus antepasados más remotos. Hasta en la Biblia, ese libro en que se archivan tantos conocimientos y enseñanzas, dice en el párrafo 29 del cap. I del Génesis, que «el hombre, en el Paraíso, debía vivir de los frutos de la tierra...»

Entre el omnivorismo dominante y el frugivorismo lógico, la razón se inclina hacia el último en detrimento del primero. Aunque los atavismos, los vicios y las costumbres hayan ejercido enorme peso sobre el hombre, desviándole hasta de los más rudimentarios índices de la buena salud, no queda la más pequeña duda de que el dañino y artificial omnivorismo tiene que ceder fatalmente ante el valor curativo del frugivorismo racional.

El hombre, para comer de todo, utilizó el fuego y la fermentación de las substancias. El hombre se convirtió en un mal preparador y pésimo fabricante de alimentos. No hay ningún mamífero ni animal cualquiera que sea, que cocine. La cocina es el engaño, la trampa; es la enfermedad, es la perversión. La inteligencia, en este caso, sirvió al hombre únicamente de fuente de todos sus males.

Por el hecho de que hasta hoy tirios y troyanos hayan vivido de alimentos modificados, no hay que sacar la consecuencia de que debamos continuar así. El hombre puede y debe volver al Paraíso. El denominado fruto prohibido erróneamente, fue todo el alimento cocinado. Adán y Eva, símbolo de nuestros primeros padres, se encuentran en nuestros días entre los salvajes desconocedores de la civilización y del fuego. Y los gorilas, nuestros primos, lo mismo que todos los antropomorfos que tienen iguales caracteres anatómicos y fisiológicos que nosotros, viven únicamente de los productos de la tierra. ¡Volvamos a la Naturaleza!

Seremos felices y el estreñimiento no incomodará a nadie, pues la desviación alimenticia es su etología única.

V

La Mentira Alimenticia

Es un capítulo que falta a la obra monumental de Max Nordau, el filósofo más notable del siglo XIX, denominada *Las mentiras convencionales de nuestra civilización*, estudio perfecto y justo, lleno de verdad y observación, que puede considerarse como la crítica mejor urdida del gran número de artificios de la sociedad.

Trata el filósofo de las mentiras políticas, religiosas, económicas y sociales. A un sabio de tan altos vuelos le faltó tratar del problema alimenticio. Bien es verdad que, desde el punto de vista económico, refiere con justicia grandes verdades respecto a este caso, pero no sobre el problema en toda su extensión. La mentira alimenticia es flagrante. La formó el hombre en el momento en que empezó a cocinar. La acción del calor sobre los alimentos es quitarles el valor de manera que extingue en ellos las cualidades energéticas, dinámicas, radioactivas. Un alimento cualquiera cocinado puede conservar su valor químico en albúmina, hidratos de carbono, sales gruesas, y puede tener un determinado coeficiente calorígeno. Le falta, sin embargo, el tenor vital, así denominado, a falta de mejor designación taxonómica. Los estudios notabilísimos de un electricista inglés llamado Baines, conocidos hace poco tiempo, pueden servir de breve referencia sobre este punto, y están de acuerdo con la importancia de este volumen de ciencia vulgarizada.

Con auxilio de un galvanómetro sensibilísimo, este físico llegó a conseguir la medición en una escala especial de la potencia eléctrica de todos los alimentos. Únicamente consiguió hallarla en los frutos, raíces y tubérculos antes de ser cocinados. Las nueces y los frutos poseen mayor o menor electricidad positiva; en cuanto a las raíces, tubérculos y hojas, tienen electricidad negativa. Una almendra cruda, una castaña, una manzana, etc., depositadas en la tierra madre y fecunda, proliferan en actos germinativos que se concretizan en un árbol.

Si las asamos o cocemos, ninguno de estos frutos es capaz de ser creador. Su fuerza «panunística», según dice el notable médico naturista madrileño Dr. Enrique Jaramillo y Guillén, queda extinguida. Sin duda, los alimentos cocinados, sean cuales fueren, alimentan al hombre por tener valores químicos y calorígenos; les falta, sin embargo, el valor eléctrico.

Si tomamos doce melones y los unimos con hilos de platino al polo positivo (pie) con el negativo (flor) y aplicamos una campanilla eléctrica a esta nueva batería, el timbre suena inmediatamente. Muchos experimentos de estos podemos llevar a cabo, y nos demostrarán que en los frutos de la tierra hay electricidad, es decir, vitalismo.

Cuando les falta este reconstituyente, los alimentos artificiales son imperfectos. El fuego es un perturbador. Después de las operaciones culinarias, se observan fenómenos íntimos. Las albúminas se coagulan. La albúmina de un huevo, después de sufrir la acción del calor, cambia de aspecto. De hialina aglutinante y un tanto fluida, se transforma, adquiriendo un color blanco como mármol de Carrara, con sus células destruidas, formando un todo difícil de atacar por los ácidos digestivos. La coagulación de los albuminoides, cualquiera que sea su tipo, por medio del calor artificial, es un hecho digno de mención para aquilatar cuán erróneo y nefasto es el proceso culinario. En contraposición a la albúmina coagulada por la desorganización de la llama del fuego en la física de los hornillos (para hacer compatible con ello la masticación humana de los despojos cadavéricos), presentan los naturistas la pulpa tierna de las nueces, avellanas, almendras y piñones, que no necesitan artificio para ser comidos y digeridos.

Los hidratos de carbono, por la acción ígnea, alteran la constitución de sus moléculas formativas. Si los compuestos cuaternarios se coagulan, los almidones, azúcares y grasas se funden y dejan de beneficiar el cuerpo convenientemente.

Los almidones cocidos entran en mayo: volumen en la alimentación humana. El almidonismo derivado del pan blanco es de tremendas consecuencias, puesto que es el causante más notable del estreñimiento. Los azúcares vegetales industrializados por el calor, dejan de beneficiar convenientemente por su poder energético y provocan desórdenes digestivos, hasta el extremo que el célebre Dr. Carton llega a considerar el azúcar del comercio, ese polvo traidor que guardamos en las azucareras, como uno de los tres alimentos asesinos junto con la carne y el alcohol. Las grasas también son, al fundirse, alteradas en su constitución atómica.

La cocina también inorganiza las diversas sales de los alimentos. El hierro, el potasio, el sodio, el cloro, el silicio, el calcio, el azufre, etc., dejan de estar en condiciones biofóricas para integrarse convenientemente al organismo. Las sales minerales no son asimiladas. Entran en el organismo excitándolo y despertándolo, pero pronto los órganos de la secreción excrementicia se en cargan, cuando pueden, de echarlos para afuera. Tal es el motivo por qué la sal de las cocinas (cloruro de sodio) no es asimilado, siendo considerado por muchos higienistas como el perturbador del metabolismo celular por excelencia. La sal, según creemos, es el mayor causante de las desgracias orgánicas. Algunos sabios dicen que es necesaria. Están muy equivocados, pues no hay mamífero terrestre alguno capaz de beber agua del mar; luego la sal del Océano no es utilizable por el hombre. La sal es el agente subversivo de la cocina, pues con él se da sabor a los alimentos desvitalizados por la acción del fuego.

El hombre usó sal para ver si con ella daba a los alimentos cualidades que el fuego les quitaba. Nada puede ponerse ante el poder radioactivo de los alimentos cuando se consumen naturalmente.

Por más perfecta que sea la fabricación, la síntesis orgánica hecha por el hombre carece de ese poder eléctrico, o mejor dicho, energético. Hasta admitiendo la posibilidad de que el fuego no altera los valores y coeficientes químicos de los alimentos, nadie puede dudar que el calor artificial descarga la botella de Leyden, el electróforo y la pila, que constituyen los frutos y demás productos naturales. La mentira alimenticia subsiste. Quien dice mentira, dice anormalidad.

Hay, sin embargo, muchas personas que viven así y gozan salud, se dirá el lector; y es que el hombre se convierte en un animal de costumbres, pudiendo gozar una salud relativa, comiendo alimentos de los más complicados impunemente, por decirlo así. Para digerir la carne, como el jugo gástrico del hombre normal que vive de frutos, no tiene acidez suficiente; el ingenio humano fue a buscar los condimentos, los aperitivos, los excitantes ruines. Y debido principalmente a la sal, el ácido clorhídrico aparece en el jugo gástrico de los «carnófilos».

No hay que dudarlo; sólo así puede ser digerida la carne, después de triturada, deshecha, modificada en las complicadísimas preparaciones de las cocinas, que la embalsaman y adaptan a ese fin, verdaderamente contrario a la naturaleza. El pan se elabora con cereales aplastados, molidos y fermentado, es decir, haciéndole ácido por las levaduras propias. No hallamos ventajas para que pueda comerlo el hombre, pues el estómago humano no tiene las propiedades de la molleja de las aves, granívoras por excelencia.

Las castañas, las bellotas y demás frutos ámidos, dan bastante base al estómago y almidón, que la saliva, habituada y dotada de integridad diastásica, transforma en dextrina y maltosa azúcares similares a la glucosa.

Y el vino, producto de las uvas fermentadas por el alcohol, que es un excremento de una levadura, altera los nervios y da a las deposiciones un color nauseabundo, parecido al sedimento de los toneles.

La cocina es la anarquía de la dieta, dice Schlikeyssen en su formidable libro *"Fruta y Pan"*. Mientras no se quiera admitir la dieta ancestral, según el gran pensador francés Félix le Dantec, todas las alimentaciones que tengan por base el fuego, son contraproducentes.

La salud y la vida, derivada de la comida a la llama y fermentada, es una salud y una vida peligrosa.

Falta una raza renovada por la función del frugivorismo.

Hahn, el célebre dietista alemán, refiere que en 1613 los españoles encontraron en las Islas Marianas una raza que no conocía el fuego y se alimentaba de frutos y raíces. No había entre ellos enfermos. Morían a la edad de 150 años y algunos más viejos. Los hombres eran tan fuertes, que podían llevar 250 kilos.

Cuando conocieron la civilización del fuego inmediatamente enfermaron, y hoy son una raza robusta aún, pero contaminada. La cocina, ya se trate de la de los cafres o la de los restaurantes parisienses, es perturbadora aquélla, sin embargo, menos que ésta de foiegras, caviar, ensalada de langosta y mayonesa. Unas coles cocidas o unas patatas, difieren enormemente de los manjares de Vatel o Lúculo. Por eso la cocina es tanto peor cuanto más refinada y apetitosa sea. Las razas que más abusan de la cocina, son las menos morales. El vicio y el crimen, la crápula, el duelo, el robo y infamia, se deducen de la cocina. No se admite que un paria de la India se compare con un Apache de París, moralmente hablando.

Este último vive del ajenjo y de carne; aquél de plátanos y de sol. Uno hace de la taberna su guarida; el otro, al aire libre, vive contento con su mujer y sus hijos.

¿Fue la cocina la que trajo la civilización? Se preguntará el lector. Con toda civilización está de acuerdo el naturista, menos con la de la muerte: los ejércitos, las flotas de guerra, el lupanar, el juego, los hospitales y los asilos de las ciudades con sus casas-túmulos, con sus cafés y restaurantes. Las necesidades de los amantes de la Naturaleza cífranse en los paisajes montañosos, campestres o fluviales. Utilizan los convoyes, pero no los aeroplanos. Se sirven de los libros y de la tinta, de las artes y de las ciencias, pero no se preocupan de política ni de religiones artificiales. Sus deseos son sencillos y buenos, sus fines son frugales y leales.

Ríen en los jardines y en los huertos con sus hijos y su mujer. Estudian ciencias naturales, astronomía y antropología, botánica y zoología. Desprecian las artes de matar. En una guerra abrazan al enemigo. No desean el lujo que incita. Una casa blanqueada les basta, con un huerto o una huerta. Si viven en los climas cálidos y tropicales, el problema de la vida se simplifica, pues los árboles están completamente cubiertos de frutos todo el año.

Para ser feliz, el hombre debe volver al edén, que está en cualquier lugar de los trópicos. Allí el sol, el agua, el aire y la luz dan al hombre naturista salud y riqueza. La experiencia de la civilización está hecha. En vez de paz, la guerra; en lugar de amor, odio; en cambio de alegría, tristeza.

La cocina es la causa de todos los males, es la más grande de todas las mentiras.

VI
La Carne y el Pescado

Mucha gente imagina que el pescado es distinto de la carne. Es de la misma especie; un cadáver que se deteriora más de prisa que la carne; tan de prisa, que empieza a deteriorarse tan pronto sale del agua del mar o del río, y sobre todo en verano. La carne y el pescado son los alimentos más en boga entre las gentes civilizadas. Son comestibles por medio de artificios.

La llama del fuego los modifica, hasta el punto de que el hombre puede comer y utilizar esos «difuntos». La carne y el pescado, sean de la especie que sean, sus músculos, tendones, aletas, médula, hígados, riñones, etc., así como sus tripas o pulmones, crudos nadie los come. Sólo los animales carnívoros (lobo, leopardo, etc.) se ceban en esos trozos sangrientos de carne o pescado, de cualquier animal que sean, y hasta putrefactos.

Una carnicería es un recinto repugnante. Un matadero es un lugar de carnicería. Ver matar un pacífico buey a golpes de maza o un tímido cordero, es un espectáculo que molesta. Nadie que tenga sentimientos de bondad es capaz de matar a sangre fría una paloma blanca que arrulla en el palomar o una gallinita dócil y multicolor.

Ver freír una anguila viva o echar en agua hirviendo los camarones, no es decididamente un acto glorioso y heroico. El pescado casi siempre está putrefacto cuando llega a casa de quien lo consume. Si se deja por la noche en la cocina, producirá fosforescencias. Reprobamos el uso de la carne y del pescado.

Si es a causa de las albúminas que contiene, mejor es utilizar las nueces y los piñones. Son alimentos completos y perfectos que suprimen la mortandad y no necesitan de preparación que destruya la actividad energética. El lobo come los corderos aun calientes y roe sus huesos que le son necesarios por las sales y lastre de estroma celulósico. La ballena come los pescados abriendo sus vastas mandíbulas. Pero el hombre no es capaz de tales cosas sin el auxilio de la sartén y el horno, del aceite y la llama.

El bacalao también es pescado, y para condenarlo, basta darse cuenta del olor pestilente que deja en las aguas en que se remoja. Lo mismo sucede con todas las conservas enlatadas o embotelladas. La peor carne es la del cerdo, pues tiene trichina y genera los quistes. Los judíos no la comen. La carne de cerdo causa el cáncer, y raro es el cerdo que después de descuartizado no se observa que estaba enfermo. Lo mismo sucede con el buey y la vaca. Estos la dolencia que contraen con la alimentación errónea y cocida, así como su vida de establo, es la tuberculosis. La transmiten con su leche y su carne al bípedo humano.

Las gallinas padecen la pepita, es decir, la difteria, que transmiten al hombre con su carne y huevos.

La leche es un producto de los animales sólo bueno para sus propios hijos, cuando aún no tienen dientes. No debemos beber leche de vaca o de cabra, etc. Un puñado de cacahuete proporciona más sustento cuando se masca bien y no produce estreñimiento, como generalmente resulta de "la ingestión de la leche.

Los huevos son «fetos» de animales antes de ser incubados.

Los huevos son un alimento detestable, pues entran en putrefacción y arruinan el hígado,

Las carnes, de cualquier animal mamífero o cualquier pescado, contienen albúminas, pero también contienen purinas cadavéricas. Las purinas son compuestos xantínicos, capaces de generar el ácido úrico en la sangre. Las cadaverinas son venenos irritantes, derivados de la descomposición de la sustancia orgánica. Los que comen carne ingieren albúminas coaguladas y purinas o cadaverinas, que tienen también sus nombres científicos correspondientes. Por ejemplo, los que beben un caldo de gallina se imaginan tomar una bebida reconfortante, y los médicos de la vieja escuela, con ese «caldo de cadáver», envenenaron a muchos miles de enfermos. Hoy, después de los trabajos de A. Gautier, no se receta tanto esa letal bebida. El caldo de carne es una solución de venenos que excita, pero no alimenta. La albúmina se coagula dentro del estroma muscular y, por decirlo así, no se disuelve en el cocimiento. En compensación, las purinas, las cadaverinas, las creatininas y la sal, es lo que queda en él. Un fisiólogo notable, D. Agustín Flint, compara, en análisis, el caldo de carne a la orina del hombre que come carne cocinada.

El Dr. Masterman dice lo mismo, y centenares de médicos confirman el ningún valor alimenticio del caldo de carne. Lo más interesante es que en los laboratorios de microbiología los gérmenes de todas las enfermedades se cultivan en caldos de carne, en gelatinas y substancias cárneas.

En compensación útil que es preciso declarar, en el zumo de los frutos acídulos los microbios mueren en breve tiempo. Esto es la condenación más flagrante y científica del caldo de carne, y por consiguiente de la fibra de dicha carne. Los que usan la carne o el pescado (los que son carnófilos) sufren de estreñimiento y hemorroides, vértigos Y padecen del hígado. En el intestino, además, se produce una putrefacción tan grande, que en un milímetro cúbico de heces de un carnívoro (hombre que vive de carne) hay 60.000 microbios.

La flora y la fauna de estos intestinos es ventajosamente fuerte para producir toxinas de toda clase y mortales, Cuando Metchnikoff pretendió disminuir ese medio deletéreo con la lactobacilina, juzgamos entrar en camino errado. El medio puede modificarse, pero únicamente con el empleo de las frutas, y tales huéspedes se destierran por completo en las heces de las personas que comen carne o pescados asados, guisados, fritos o preparados de cualquier modo o manera que sea, son nauseabundas. Basta vivir unos días solamente de vegetales crudos o ensaladas, y sobre todo de frutas, para que el contenido del intestino sea expelido con facilidad, dejando las heces de tener ese grado de fetidez. En las de los frugívoros puros se nota un olor a bilis, juntamente con un perfume de frutos.

Las heces de los frugívoros no se cubren de mohos, sino que al sol conservan el color amarillento que se oxida con el aire y el vapor de agua de la atmósfera. La carne y el pescado son alimentos que la ciencia condena y que el uso tolera solamente cocinados.

Los que comen carne o pescado, o son unos inconscientes y tienen disculpa por no saber lo que hacen, o son unos glotones, que, conscientes de la malignidad orgánica de tales manjares, perdonan el mal que les hacen por el buen sabor que les encuentran, y van suicidándose poco a poco.

Esto del paladar es lo más relativo que darse pueda.

La V lingual se acostumbra a todo. Sentimos hoy más placer en mascar nueces, que antes cuando ignorábamos los maleficios de la carne y la comíamos. El hombre es un animal de costumbres.

La carne debe ser suprimida del uso entre las personas que quieran tener salud y curar la coprotasis. Pero *Natura non jecit saltas*, y por lo tanto es mejor ir lentamente, pues quien todo lo quiere, todo lo pierde. Empezaremos tomando carne o pescado cocido en la comida del mediodía, si queremos tratar nuestros males. La supresión no debe llevarse a cabo súbitamente, sino paulatina y conscientemente, para que sea perdurable.

«Lentamente se llega lejos», dice el refrán, y también «Querer es poder». La verdadera salud sólo puede obtenerse cuando se viva sin carne y con nueces.

VII
Las Bebidas Tóxicas

El alcohol es el principal enemigo de la salude Tal vez más ruinoso que la carne. Envenena a la humanidad desde las regiones heladas polares, hasta la ardiente zona ecuatorial. El alcohol es un excitante maquiavélico, que sin darnos cuenta altera por completo no sólo La entidad moral, sino la contextura física del hombre. Gobierna a los pueblos casi absolutamente, sea cual fuere el origen que tuviere: el zumo deliciosas uvas, el cereal la leche o el jugo de todas las plantas. Multicolor y aparatosamente engalanado bajo forma medicinal hasta los médicos criminosos lo recetan; los padres lo dan a sus hijos y con él saludan las épocas festivales de la vida. ¡Qué contrasentido tan horrible! No hay ningún higienista de carácter y honradez que demuestre que el alcohol es una bebida inofensiva.

Basta que sea un producto de artificio para que sea condenable. Excitador es el deletéreo característico que obra sobre el sistema nervioso, y también va a herir al hígado en sus células y a lesionar los riñones, de manera verdaderamente asustadora y horrenda. La «facies» del alcohólico, aun el de pocos años, es conocida: voluntarioso, impulsivo, cruel, relajado y desgraciado. El alcohol perpetúa sus maleficios en la especie humana.

Del alcohol únicamente resultan males tremendos. Cuando los hombres, mejor orientados, decreten medidas para estorbar su difusión, la humanidad tenderá a alejarse de un precipicio cada vez más profundo y empezará a dejar de pervertirse totalmente.

¿Y puede beberse el vino? Preguntará, lleno de curiosidad, el lector. Sin alcohol, como ya se vende en este país, pues así no es malo del todo. Pero el vino, reciente o añejo, de cualquier especie que sea, está también englobado entre las bebidas excitantes por tener de 6 a 14 grados de alcohol. Sin duda un vaso de vino blanco que contenga dos terceras partes de agua y una de vino, no puede hacer mucho daño, pero lo peor es que el hombre lo bebe cada vez más y se habitúa a él. Por el tiempo, únicamente el vino alcoholizado satisface, o el whisky, o la ginebra, el ajenjo o el bitter, que son bebidas infernales e infamantes.

¿Y la cerveza? Tampoco es imprescindible, y es perjudicial. Es menos alcohólica, pero nociva, porque altera el paladar humano. El proceso criminal del alcohol y sus derivados, comprende desde la cerveza, que contiene 5%, hasta el ajenjo, que cuenta 50% y más. Estas bebidas alteran la mucosa del tubo digestivo, irritándolo en extremo, y por ello causan también el estreñimiento.

El café es una bebida fuertemente embriagadora. Derivado del interior de una semilla torrefacta y con el respectivo azúcar para enmascarar su amargor, el café es un veneno tremendo. Tiene más purinas que la carne, causando todos sus males y siendo uno de los generadores del artritismo. Contiene la «cafeína», violento destructor de la integridad celular, semejante a la estricnina que mata los perros, o a la nicotina del tabaco, esa mórbida planta que el hombre quema para embriagarse con el cigarro, el cigarrillo y la horrible pipa. Pero el café no contiene sólo esto. En su íntima constitución y por el análisis, se le encuentra una gran dosis de «tanino», substancia que causa el estreñimiento. El café es un compañero del alcohol. Criticamos a quien lo toma, pues para excitarse el hombre puede echar mano del sol, la luz, el agua y el ejercicio.

Todos los modificadores intelectuales son detestables. Dicen los que les complace, que les da talento para producir obras buenas con chispas de ideas. ¡Funesto error! Cuanto más, lo que puede salir de un cerebro embriagado son cuadros indecorosos, versos de burdel y prosa de lupanar.

En el té encontramos todos los males que observamos en el café. Momifica las personas y causa el cáncer, de la misma manera que la sal y la carne putrefacta. Condenemos el té, bebida ilógica y mala.

El cacao y el chocolate son detestables bebidas. La teobromina, su alcaloide, es un veneno para los riñones. Es un fruto que los ratones comen con placer en los árboles.

Tanto el alcohol como el café, el té y el chocolate, merecen ser desterrados por aquellos que deseen gozar salud. No son alimentos, pues son «ponzoñas» que el hombre inventó para ayudar la digestión de los alimentos cocinados. El gobierno norteamericano permitió que cinco condenados a muerte fuesen alimentados: el primero con carne, el segundo con alcohol, el tercero con café, el cuarto con té y el quinto con chocolate. En menos de seis meses 'todos murieron, llenos de dolores, por el uso exclusivo de estos venenos.

La única bebida que no intoxica es el agua pura de los manantiales. Los vasos bebidos por la mañana y fuera de las comidas, son, según dice Kneipp, el célebre defensor de la hidroterapia, un remedio para el estreñimiento. La mejor agua es la de *lluvia bien 'recogida y bebida con limón exprimido.

VIII
El Pan y las Harinas

El pan empleado hoy por la humanidad es, más que la carne y el alcohol, un alimento «constipante».

Antiguamente el pan se amasaba con toda la harina y salvado del trigo, en agua y aceite y sin levadura. En tiempos de Roma y Grecia y hasta durante la Edad Media, se hacía así, Los molinos eran movidos por esclavos; se ve en Pompeya, cubierta por la lava del Vesubio, que fue así. No había tamices y confeccionaban lo que hoy se denomina «pan integral». Va sé que el hombre no es granívoro, y que ese pan se metía en el horno para cocerlo (cuando no se hacía al sol) y que era alimenticio y laxante.

Hoy, en Inglaterra, se vende «Unfired Bread» (pan sin fuego) en forma de bizcocho, resultante de la compresión de los granos de trigo pegados unos a otros por medo de presión.

Ese es el pan que debía comerse por reunir todas las ventajas nutritivas y poseer valor laxante. Hago votos para que dentro de poco sea divulgue esa fórmula del celebrado reformista de la alimentación A. Cristian.

El «pan sin fuego», o «pan crudo», o «pan sin cocer», o «pan ácimo», llámesele como se quiera llamarle por los lexicógrafos, es el pan ideal.

Comido con nueces y ensalada constituye una comida nutritiva y fortificante, que alimenta sin intoxicar, y es completo bajo todos aspectos.

Es de esperar que en breve Portugal tenga fabricantes de esos deliciosos bizcochos, sabrosos y con todos los requisitos, de la misma manera que tiene fabricantes de vino sin alcohol, llamado «Simpes», «Uvina», café sin cafeína, etc. El pan sin fermento, ni sal, ni fuego, sería espléndido. Existe un pan sin fermento ni sal: el pan integral cocido al horno. No es del todo malo, pero no puede equipararse al otro,

El pan blanco, los pasteles, las pastas y todos los preparados de harinas (de primera clase o blanca), son agradables al paladar, pero son gomas que encolan el intestino necesariamente.

La harina integral, sin embargo, comida en crudo con zumo de naranja, es un buen remedio para curar el estreñimiento. La naranja fluidifica la bilis, el salvado despierta el peristaltismo intestinal, de ello, resulta que el canal digestivo tendrá que trabajar en virtud de la solicitud de la bilis y de la onda fluxiva que se nota en las asas del intestino en donde penetra. «El pan blanco es un peligro social», dice el conocido dietético Dr. Monteuuis, de Niza.

Entendemos que la fuerza de nuestros antepasados derivaba de la vida más o menos esforzada y del pan rico en sales y deplexivo que comían, consideraciones estas que nos conducen conclusión de que el progreso de las moliendas húngaras, que hacen harinas blancas (de primera), las convirtió en harinas sin gluten y sin sales nutritivas, por decirlo así, y que se agarran al vientre en vez de desintoxicarlo. El pan blanco, los guisados de carne y pescado, el vino y el café o el té, son bebidas y comidas altamente perjudiciales para el hombre y para la mujer, lo mismo que para las criaturas, formadoras de la gran enfermedad universal llamada «estreñimiento».

Los que viven de alimento naturales no deben utilizar ni el pan completo, porque acción del fuego lo ha alterado.

Las castañas y las bellotas dulces bien masticadas, dan el suficiente lastre y almidón al tubo digestivo para que se operen los fenómenos alimenticios esenciales.

Las castañas secadas al sol, para los que las saben triturar e insalivar, son el mejor pan. Son nuestro pan, el que comemos. El plátano es también un pan excelente.

IX

Alimentos Estriñentes

Alimentos «constipantes», o por darles mejor definición, alimentos «estriñentes», son los que producen el estreñimiento clásico en los omnívoros. El lector que haya seguido hasta estos momentos las doctrinas que defendemos, los conocerá ya fácilmente sin que se los nombremos.

Toda substancia denominada alimenticia, cuya constitución molecular se altere por medio del fuego o fermentación, deja de tener valor depurativo y por lo tanto mucho menos valor alimenticio.

Los alimentos cocinados tienden, cualquiera que sea su origen, a provocar el éxtasis estomáquico-intestinal y por ello son malos alimentos, que no debemos comer.

La carne de cualquier animal, asada, frita, guisada o cocida, es constipante. Los animales carnívoros la comen cruda y con los huesos, y de este modo evitan el mal.

El pescado, incluso el famoso bacalao, preparado de cualquier manera que sea, es también un alimento falso y causador del estreñimiento abdominal.

Los huevos, aun tomándolos crudos, y la leche cruda de vaca y cabra, causan también estreñimiento. No estimulan el peristaltismo del tubo digestivo. Cocinados o hervidos, aún son más perjudiciales al organismo que los ingiere.

El pan fino, las harinas finas y el arroz sin su cascarilla interior (la que se le quita al mondarlo), son constipantes también cuando se cocinan. El pan crudo y las harinas de todo cereal completo e íntegro, son laxantes.

Las hortalizas y legumbres, los tubérculos, raíces y hojas de plantas herbáceas, son menos constipantes si se cocinan. En su estado natural las lechugas, son laxantes, porque la celulosa, intacta, solicita normalmente para cumplir su deber al canal alimenticio, que no se comprime tanto.

El té, café y chocolate, son constipantes. El alcohol, sal, mostaza y pimienta, son irritantes y por lo mismo constipan.

Algunas veces la asociación de varios alimentos causa la depleción intestinal, y entonces aparece la disentería. Y es que el organismo se sirve de esa válvula de seguridad para regularizar lo mejor posible las funciones orgánicas atacadas.

Periódicamente, por un motivo cualquiera, sobre todo por el uso de los frutos con alimentos cocinados, algunas personas padecen la disentería o diarrea. No debemos entonces en manera alguna tomar ningún remedio o alimento que impida ese proceso curativo, Es una especie de autoclismo curativo y beneficioso, que sirve para expulsar los detritus orgánicos inútiles.

Desgraciadamente, por la costumbre seguida por hombres y mujeres (con el alimento cocinado) de tener repleto el estómago el abdomen en tensión, al tener lugar dicho fenómeno útil, los enfermos quieren atacar ese beneficio y se embuten de materias cárneas y farináceas, para que el tubo digestivo se conserve continuamente repleto. Llenar la barriga es la gran ambición de toda criatura, sin pensar el mucho mal que se hace. Todas las personas saben y pueden experimentar en sí el bienestar que se siente después de una disentería leve. El cerebro piensa mejor, el apetito renace, circulación de la sangre es más normal, los pulmones abren sus vesículas con mayor facilidad. Los médicos de la escuela oficial que recetan remedios de varias clases, tienen como elixir para la seudocura que operan y para engañar al doliente, los purgantes y laxantes de clases diferentes.

Puede afirmarse que toda su falsa ciencia está en función en la purga elevada a diosa. Antiguamente era la sangría, hoy las aguas laxantes, las píldoras con nombres más o menos enrevesados, las pociones de distintos colores, las limonadas depletivas, los aceites más o menos nauseabundos, desde el de ricino, que ahuyenta a los animales, hasta la parafina, que sirve para fabricar bujías; desde el agua de mar, a la hiel de buey; desde las hojas de áloes, hasta el agar-agar, todo ha servido para purgarse...

La purga es la gran panacea de los médicos de la vieja escuela, ignorantes de la dieta vegetal, o mejor dicho, de la dieta crudívora.

Todos los alimentos cocinados son causantes del estreñimiento, sobre todo la carne, el pescado, el pan blanco y las harinas sin salvado.

Urge, por lo tanto, eliminar conscientemente de nuestra alimentación tan seguros constipantes para llegar a la libertad del intestino, la primera libertad que hay que adquirir sin duda alguna. ¡Cuántas malas ideas, cuántas resoluciones malvadas, cuántas perturbaciones intelectivas se deben al uso acostumbrado de los alimentos constipantes! Para ser feliz en la vida, para tener alegría constante, es preciso dejar a un lado los alimentos causantes del primero de los desórdenes: el estreñimiento.

X

Alimentos Laxantes

Además de los frutos (alimentos naturales para el hombre) y los vegetales (hojas, raíces y tubérculos) de la huerta, que son otros tantos remedios y alimentos, solamente el pan completo y las harinas integrales, así como el aceite, tienen propiedades laxantes. Pero no vaya a creerse que los que son frugívoros o semi-frugívoros, tienen que visitar repetidas veces el retrete. No. Cuando así sucede, es signo de depuración y limpieza del tubo de salida. Haciendo las comidas con buena masticación y bien equilibrada cantidad de nueces y otros frutos y vegetales, el intestino normaliza sus funciones en breve tiempo, produciéndose una evacuación diaria, matinal, abundante y completa, sin fetidez y de fácil expulsión.

Mucha gente circunspecta hallará excesivo el escribir sobre este punto. Hay personas que se retraen a ejecutar esta función por elegancia mal comprendida y por exceso de pudor. No obstante, el único cuidado que los padres y madres deben tener, es procurar enseñar a sus hijos la limpieza diaria del intestino, Todos los procesos son buenos; pero el mejor es sin duda comer frutas jugosas en ayunas (al almorzar), sin otro género de alimento, para quien no quiera ser frugívoro completo o no pueda llegar a la Dieta Ideal. No hay que tener pereza en la satisfacción de las «necesidades» en el momento oportuno. La retención fecal es de terribles consecuencias. La persona que da de vientre diariamente una o más veces, es una persona sana y fuerte. De todas las frutas, las mejores son: la naranja, melón, pera, uva, ciruela, sandía, etc.

La naranja es la primera de todas; ¿y por qué? Pues porque fluidifica la bilis y este líquido activa las funciones intestinales, provocando los movimientos «peristálticos» del intestino y obligando a los alimentos a adelantar hasta su éxodo, ofreciendo a la superficie interna del tubo digestivo su contacto para la absorción.

Las ciruelas tienen propiedades laxantes (reconocidas hace mucho tiempo) por sus propias sales y deben comerse con la piel celulósica que las encierra.

Las uvas, esos granos negros o dorados, esas píldoras de salud que Plinio loaba y Virgilio cantaba, contienen malatos y tartratos de gran valor para vaciar el intestino.

Los higos, dulces como la miel, de gran valor alimenticio por la cantidad de semillas que contienen, obran como un agente mecánico de descarga del tubo de salida. En general, todos los frutos son buenos.

Parece que únicamente las moras de la selva y de árboles son un poco constipantes por el tanino que contienen, y las níspolas que no están maduras, según algunos autores, con los que no estamos de acuerdo, siempre que las personas vivan únicamente de frutas, pues nadie se alimenta sólo con níspolas o moras verdes. Debemos comer nueces, avellanas, castañas, piñones, que son, por sus aceites, muy laxantes, y por las albúminas, muy nutritivas.

El aceite de oliva, cuando es virgen y sin sal, sin acidez, es un líquido excelente, no solamente calorígeno, sino laxante. ¡Cuántas personas deben su salud a las ensaladas con mucho aceite y limón que comen! El caldo verde nacional, con mucho aceite, es un buen laxante, y por las sales que contiene un neutralizador de mil ácidos orgánicos, derivados de la alimentación de carne o pescado. Los que no puedan comer fruta tienen un recurso en las ensaladas crudas, el caldo verde y las harinas integrales, que, hasta cocinadas, tienen valor laxante por la celulosa del salvado. El pan completo (a falta de castañas crudas o plátanos) es un buen alimento, laxante y nutritivo.

Muchas personas deben su salud al pan integral o negro, que comen con cebollas, ajos, nabos o tomates crudos.

El agua pura, fresca, bebida en ayunas a sorbos, es utilísima para libertar al canal de salida de sus obstáculos. Fluidifica la bilis y los movimientos del intestino se aceleran, graduándose. El agua de lluvia o destilada, ingerida a sorbos, con unas gotas de limón o naranja, es una bebida higiénica. Pero no debe ponérsele azúcar, y los que deseen endulzarla pueden añadirle miel, pues tiene valor nutritivo y es natural, aunque pertenece a las laboriosas abejas, sus productoras, que de ella viven durante el invierno.

Todas las frutas secadas al sol, deben remojarse antes de comerlas para asimilarlas mejor.

Las pasas, uvas, melocotones, ciruelas, cerezas, etcétera, se dejarán unas horas en el agua, lo mismo que las castañas secas, para que se disuelvan mejor sus principios alimenticios y operen el arrastre en el tubo digestivo convenientemente.

Gloria, pues, a los frutos, alimento de fuerza y vigor, ¡determinadores de la limpieza intestinal necesaria para tener salud y vida!

XI

El Ejercicio Físico

Para curarse el estreñimiento, o para mejor designarlo terminológicamente, para evitar tan enfadoso mal, origen de tantas contrariedades en la vida, no basta comer alimentos propios para que, destruida la causa, no aparezca el efecto. También es preciso hacer ejercicio. Es utilísimo practicar la gimnasia convenientemente. Si los músculos no tienen el «tono» suficiente, no hay manera de poseer un organismo normal y sano.

Desgraciadamente, con la civilización de carruaje, automóvil y bicicleta, el hombre ha bastardeado sus miembros locomotores. Ha dejado de utilizar los miembros prehensores, porque no los usa para subir a los árboles en busca de los frutos.

Casi toda la humanidad se calza y viste, sobre todo en Europa. Poca gente hay que lleve una vida de ejercicio natural, a no ser en los trópicos, donde los indígenes caminan descalzos y con solo el taparrabos, y suben a los árboles con una presteza maravillosa.

Dirá el lector que la vida así no tiene encantos y que el progreso llama al hombre hacia el reposo y la comodidad.

De la falta de ejercicio al aire libre, resultan sinnúmero de males. Los músculos se atrofian, sufren laxitud y pierden su fuerza. La piel se clorotiza, padece anemia, no opone resistencia a las intemperies, al viento, a la corriente de aire, al sol. Los nervios dejan de ser influenciados por el benéfico y excelso sol, y de ahí la anormalidad del sistema nervioso periférico, y en consecuencia el efluvio del cerebro disminuye y se modifica patológicamente.

Las arterias, por falta de vida al aire libre, se tornan quebradizas, pierden 'la elasticidad y son frágiles conductos de la sangre, líquido que debía recorrerlas bien y que se anemiza, es decir, está falto de glóbulos rojos y aparece la clorosis producida por la falta de ejercicio, de sol y de luz.

No hay nada mejor que el ejercicio físico en un jardín, en una huerta o en un campo.

A falta de espacio libre, un terrado o un cuarto con vidrieras abiertas, basta. Pero la verdadera gimnasia es la llevada a cabo descalzo, sin vestidos, al sol, al aire puro y a la luz. De esta forma todo el cuerpo se beneficia en todos sus órganos, funcionando libres de las penas del artificio del vestido.

Escardar la tierra, que es la madre de todas las

plantas; tomar el sol, que es el padre de toda la vida sublunar; respirar el aire fecundo y vivo de las playas o de los montes, es la mejor manera de gozar salud y vencer el estreñimiento, enfadosa y pertinaz dolencia del hombre, que vive la vida irracional de este siglo de torpezas e indignidades. Hay ciertos ejercicios que son mejores que otros. Muchos atletas cultivan errónea- mente la musculatura de los brazos y presentan unos bíceps aventajados. Es un grave error, pues los mejores músculos que hay que cultivar son los del vientre y los del tórax.

Los que tienen una buena caja torácica que se llene y agrande convenientemente, auxiliando el dominio pulmonar y sepan utilizar esa gran riqueza, son hombres destinados a vivir muchos años. ¿Y por qué? Porque la oxigenación de la sangre se verifica mejor y en buenas condiciones por el aire inspirado, puesto que el aire es el *pabulutn vitae*; es decir, el pan de la vida, como decían los romanos.

Practicar «respiraciones plenas», recomendadas por el Dr. Arnoulphy en su libro La cultura física por la respiración (librería Franco, de Lisboa, editores), es un buen proceso para gozar salud y vida. Pero si bueno es poseer una buena caja de pecho, con grandes pulmones permeables al aire puro, más conveniente es poseer al mismo tiempo una buena musculatura abdominal. En la mayoría de las personas el abdomen está engrasado, formado por tejido adiposo, redondo y consejero. Los músculos son pequeños y mezquinos» dentro de los relieves causados por la alimentación artificial y la falta de ejercicio, que le hacen parecer a esos almohadones bordados ridículamente. La humanidad considera la obesidad como meta que hay que alcanzar, cuando la célula grasosa es inútil y perjudicial y se forma en demasía.

Los músculos abdominales son suficientes para envolver los intestinos y anexos. Separando el estómago y el hígado del corazón y de los pulmones, está el diafragma, que afecta la forma de bóveda flexible, sostenido en los rebordes de las costillas, el esternón y la columna vertebral. Cuando hacemos una inspiración forzada, este músculo baja su curva y comprime el estómago; de ello resulta que su contenido se ve solicitado a pasar por el píloro, orificio de salida a la primera parte del intestino (un segundo estómago), llamado el duodeno. Una serie de inspiraciones forzadas al aire libre, es el mejor sistema para acelerar la digestión del bolo estomacal.

Las ventajas de una buena respiración son útiles, no sólo en 14 «hematosis» (oxigenación de la sangre en las vesículas pulmonares), sino también en la propulsión y salida de los alimentos del saco estomáquico. Colocados a manera de puente entre el esternón y el pubis, a ambos lados de la línea media, denominada «blanca», están los «rectos», anteriores del abdomen, músculos de gran valor para contener los intestinos, así como para ejecutar la llamada «danza del vientre». Los que tienen esos músculos bien desarrollados pueden obrar con la acción de la voluntad, movimientos de onda en su abdomen, los cuales tienen por fin solicitar los movimientos segmentares y peristálticos del intestino. El autor de este libro ejecuta estos movimientos con extremada facilidad, no sólo de arriba a abajo, sino viceversa, con gran ventaja funcional. A ambos lados del abdomen y a modo de «silla», están los «grandes oblicuos», los «pequeños oblicuos» y los transversos».

Generalmente pocas personas, hasta las más dadas a los deportes, poseen estos músculos fuertes y rígidos. En lugar de cultivar toda la musculatura armónicamente, sólo se preocupan de los brazos, y de ahí resultan anomalías de estructura condenables. De la acción conjunta de los músculos, depende tenerAın buen intestino, si el alimento ingerido fuese de buena calidad, es decir, crudo y vegetal, fundamentalmente. Los ejercicios físicos activos mejores para fortificar, son: la marcha, trepar por cuerdas y a los árboles, destrozar madera con un hacha, dar vueltas al volante de una bomba de agua, cultivar un jardín y hasta andar apoyando las manos en el suelo, según Herbert.

Sin embargo, de todos los medios de que más fácilmente nos serviremos, el mejor es el de los paseos a pie. No podemos imaginarnos el efecto benéfico de gran valor que produce el andar descalzo sobre la broza mojada, a la orilla del mar, sobre las márgenes de un río, o hasta en el cuarto de baño, o en una balsa con agua hasta el tobillo.

Este baño es derivativo y solicita y despierta la enervación esplánica y el plexo solar (nuestro segundo cerebro), y hace girar en su órbita a los intestinos, generalmente atrofiados, de toda la humanidad. Andar descalzo debe ser, pues, para los «constipados del vientre» uno de los mejores recreos. Subir o bajar montes o escaleras, caminos escarpados, saltar tapias o pasar riachuelos es un magnífico deporte, porque por la gravedad el intestino tiende a hacer progresar el bolo alimenticio. Después de un paseo algo violento en una región un tanto escarpada, no hay intestino que no sienta necesidad de evacuarse.

En cuanto a la gimnasia pasiva, tendremos que hablar ahora del masaje, tan útil y tan provechoso cuando se ejecuta bien, que sirve para tonificar las paredes musculares de la barriga, tantas veces sin vida, sin vigor.

¿Cómo hay que hacer este masaje?

Acostado el individuo panza arriba y levantando las rodillas, con el vientre flojo, con la mano derecha y con mayor o menor fuerza y peso, deben ejecutarse movimientos circulares que van desde la fosa ilíaca derecha hasta el hipogastrio a la fosa ilíaca izquierda, y siempre en la misma dirección. El más difícil de hacer activar es el intestino grueso, sobre todo el «ciego» y «colon derecho», ascendente en la posición vertical y habitual del hombre. Por eso el masaje, sea de «fricción», «amasadura» o «puñetazos», que hay que aplicar con criterio y esfuerzo progresivo, da un excelente resultado, sobre todo cuando se ejecuta al aire libre o con un paño mojado, por la noche, acostado el paciente en la cama, en donde debe dormir con las ventanas abiertas.

Hay otro ejercicio utilísimo. Es tomar baños de sol de vientre. La acción excitante de los rayos solares produce en la piel anémica la llamada de la sangre a la periferia. Y esta congestión epidérmica es valiosa, por la acción reflexiva sobre los movimientos vermiculares del tubo entérico. Además de esto, el Sol, que es el creador de la vida y el astro rey, fortalece, vivifica cuantos órganos sufren este baño parcial maravilloso. Si el baño de sol en esta región es útil, se comprenderá que lo sea a todo el cuerpo, pues el que padece estreñimiento es una criatura enfermiza y sin fuerza. El Sol es el origen de toda la energía y de toda la actividad, siendo, por lo tanto, aconsejable esta gimnasia pasiva del sol para el bueno y justo equilibrio orgánico.

Nos queda hablar, para que este capítulo acabe explícitamente, de los ejercicios de gimnasia de habitación, sueca o alemana, norteamericana o inglesa, etc. Sería enfadoso describir aquí las mil maneras de provocar los movimientos del intestino. Basta decir que curvar el tronco hacia adelante y hacia atrás, estando de pie, es uno de los mejores, Cavar, partir madera con un hacha, remover la tierra o el agua con las manos, lavar, etc., son excelentes ejercicios prácticos mucho mejores y menos fastidiosos que los de la denominada gimnástica médica, siempre tediosa, a no ser cuando se ejecuta por grupos o lecciones en común. En los libros de la especialidad de J, P. Muller (*Mi Sistenza*) y en el de G. Hebert (*La Gymnastique Naturelle*), etc., puede el lector buscar paradigmas para seguir con toda su complicación los ejercicios.

Es interesante hacer resaltar los movimientos que hacen las criaturas retorciéndose, saltando, haciendo cabriolas en la arena, por ejemplo; ejercicios sin conexión, se dirá, pero conducentes todos, cuando son libres, a activar los músculos del abdomen por medio de todas las formas imaginables. Es que las criaturas, principalmente cuando el convencionalismo de las madres no las obliga al garrote del vestido y calzado apretado, quieren agitarse continuamente. Con ello no sólo fortalecen el organismo con sueños reparadores, sino que el deseo de tomar alimentos es mayor y más imperioso. Comer y brincar; en eso se debe cifrar la cultura de los niños cuando el alimento es puro y los brincos al sol, al aire libre, sobre arena de un río o del mar o en las faldas de los montes, para que los volatines sean amortiguados y facilitados.

El ejercicio en cualquier edad es absolutamente necesario. De su falta resulta la anquilosis de las articulaciones, cuyos ligamentos y superficies de deslizamiento pierden su verdadera elasticidad. Todos los sedentarios son víctimas de sus propias faltas. Los que no agitan su cuerpo, los que no friccionan, los que no se mueven, por esto mismo padecen. Los que se entierran en un sillón de muelles y pasan los días sentados leyendo y escribiendo, son atacados por la dolencia universal que genera el malhumor. Miguel Servet fue condenado por Calvino a ser quemado vivo, porque este último no tenía libre el intestino en aquel día ¡Cuántas sentencias de la justicia o inquisición horrible! ¡Cuánta iniquidad será debida a la falta de ejercicio, normalizador y vigorizador de los gobernantes! Hasta en las familias que sufren estreñimiento hay irritantes, violentos, déspotas. El ejercicio es, pues, una base para tener salud y ser afortunado.

XII
W. C.

Estas dos letras simbólicas, colocadas sobre la parte superior de las puertas, indican que dentro de aquel local es donde se evacua el intestino.

Son dos letras eufemísticas que representan, abreviadas, dos palabras inglesas, *water closet* (agua cerrada), en esa lengua de suyo delicada, correcta y metafórica. El «retrete» es considerado por la mayor parte de las personas como un lugar inmundo, del que no debe hablarse en sociedad. Se emplean palabras dudosas y pronunciadas entre dientes, acompañándolas de una sonrisa. Desgraciadamente, en las casas portuguesas, antiguas, sobre todo, los comedores son grandes y están bien decorados, las alcobas pequeñas y los gabinetes de evacuación departamentos nauseabundos, en los que no puede entrarse si no es tapándose las narices con los dedos. La higiene comienza a hacer habitables esos departamentos hoy día. Hay que deplorar que los propietarios de las casas no pres ten la debida atención, con objeto de hacer cómoda la «cloaca».

¿Y qué requisitos debe satisfacer un buen retrete?

Debe escogerse un departamento de la casa con luces al exterior, con una ventana amplia, con cristales esmerilados, arreglada de manera que circule siempre el aire; debe pavimentarse con corcho, linóleum o madera encerada; las paredes se revestirán con azulejos o pintarán al esmalte o estucadas, colocando a un lado el lavabo, al otro el bidet y la bacía característica de porcelana, con su asiento de madera movible, comunicando el sifón con los tubos de salida y que tenga los aparatos necesarios para que, después del acto, los despojos sean arrastrados por el agua hacia el caño de salida general. En los buenos W. C. hay también una pila de baño, espejos y ducha para que el aseo pueda ser perfecto interior y exteriormente. En un rincón es conveniente colocar un block de «sanitas» para que emita perfumes naftálicos, o tener un aparato generador de ozono. Debe haber un rulo de hojas de papel «sanitario», fino y rígido, para la limpieza del ano después de la deyección, si bien las personas que viven de acuerdo con la naturaleza no necesitan tal expediente. (Kuhne.)

En el comercio hay bacías con auto-sifón, muy buenas y no caras; generalmente la bacía se lava con facilidad y se puede desinfectar muy bien con cloruro de cal, que desprende vapores de cloro esterilizante.

La industria inglesa fabrica bacías espléndidas de porcelana y existe una variedad preferentemente recomendable, que en lugar de tener el orificio central paralelo al pavimento, como si fuese una silla baja, dicho orificio está inclinado hacia atrás, y de este modo permite la verdadera posición para defecar, que es «en cuclillas», sobre las piernas dobladas por las rodillas.

Las que mejor permiten tal posición, conforme a la naturaleza humana, se denominan «turcas», y algunas tienen argollas y soportes laterales, éstos para los brazos y aquéllas para cogerse con las manos y sostener el cuerpo.

La mayor parte de las personas no «obran» porque no han acostumbrado convenientemente a los músculos abdominales a hacer el masaje de los intestinos. La posición «en cuclillas» es la mejor, y hasta sentado en un orinal de hierro esmaltado y no de loza, puesto que el último puede romperse fácilmente si no fuese de buena porcelana.

El hombre se agacha instintivamente y hace esfuerzos en los intestinos cuando procede a este último acto de la digestión, del mismo modo que el gorila, nuestro primo zoológico. La civilización, con su complicada serie de ingeniosidades y nefastas costumbres, llegó hasta este acto haciendo de los W. C. lugares malditos y desagradables, como para desterrar de ellos a los individuos. Por el W. C. es por donde podemos aquilatar mejor la limpieza y la salud de una familia. Pequeña o grande, lujosa o modesta, la instalación puede ser limpia y en condiciones de no despedir malos olores. Las familias y personas que utilizan la carne y el vino, despiden de sí restos alimenticios cargados de indol, escatol y otros alcaloides pútridos. Los que se alimentan de carnes y los que siguen la denominada dieta mixta, tienen sesenta mil microbios por centímetro cúbico de despojos. Un vegetariano tiene la décima parte. «Un frugívoro que lo sepa ser, observará que sus despojos son inodoros, fluidos, amarillos y sin microbios». Para tener, pues, un W. C en condiciones, es preciso que no sea frecuentado por personas carnívoras, que llevan consigo, no solamente grandes series de productos deletéreos en sus despojos nauseabundos, si que también orinas cargadas de «úrea», que se descompone en productos amoniacales fétidos, dejando en los recipientes depósitos que únicamente el cloruro de cal u otros disolventes consiguen hacer desaparecer.

A un rincón del W. C. modelo, debe haber un urinario que tenga agua corriente para llevarse la orina hacia los tubos de descarga. Muchos lectores creerán que damos demasiados detalles y pormenores en exceso en este capítulo, pero perdonen esas personas pudibundas la claridad absoluta en los detalles científicos e higiénicos, Los que lean este libro es preciso que vean dilucidados todos los aspectos del problema. Un W. C. alegre, con colores suaves y claros, fresco, perfumado con ramos de flores, estucado, aireado y limpio, evidentemente atrae al cumplimiento de los deberes más necesarios. Cuando alguien enseña cuadros, lozas, tejidos, tapices, cortinas, muebles, etc., debe antes llevar al visitante al W. C, para que vea que fue éste el que presidió en el arreglo y distribución de la casa, con objeto de orientarlo convenientemente.

«Obrar bien» es la mejor garantía de la vida y de la salud. Tener un buen retrete, es uno de los procesos mejores para utilizar el dinero. Un bello W. C. es también un lugar de delicias.

XIII

La Terapéutica del Estreñido

Esta enfadosa dolencia se cura evitándola. El método preventivo es único. Todas las drogas y todos los medicamentos recetados o anunciados, son perjudiciales. Los que se habitúan a tales correctivos de la naturaleza humana, desarmonizada por la alimentación ígnea y sangrienta, acaban por ser esclavos de las píldoras, aguas, aceites y enemas. Adrede dejo para el final la destrucción de esa leyenda de los purgantes o laxantes y de los enemas tan afamados.

Son procesos bárbaros, irracionales y de gran perjuicio orgánico. Los purgantes actúan de varias maneras; solicitando la bilis, lubrificando el intestino o llamando al agua para despegar el bolo alimenticio de las profundidades del canal, cuando no quiere salir por sí. Condenamos todos los purgantes, sean cuales fueren. Las frutas jugosas y oleaginosas tienen poder suficiente para llevar a cabo esa limpieza, alimentando además a quien las come.

Libros y libros se han escrito sobre este o aquel purgante y sinnúmero de médicos han hecho la propaganda de centenares de drogas. Nuestra razón se rebela contra tal proceder. Los purgantes esclavizan a los pobres pacientes. Hay gentes que dicen lo pasan bien estando siempre bajo la influencia de las píldoras «tales» o las aguas «cuales».

También, siguiendo nuestros razonamientos, a los que no falta lógica ni orientación, condenamos los enemas. El agua de las jeringas, de los irrigadores, ya sola, ya acompañada de aceite u otro líquido, ataca al enemigo por el lado opuesto a la boca, que es por donde los enfermos lo han introducido, y muchas veces en vano, pues la droga venenosa, charlatanescamente anunciada con pomposos elogios, fracasa. Los enemas son detestables, porque lavan y extraen el jugo necesario para la Propulsión fecal entérica, segregado por las glándulas propias, y del mismo modo que los purgantes, acostumbran a esas prácticas malévolas al doliente, esclavizándolo.

¿Pero qué haremos ante un caso urgente?

Dar al enfermo frutas jugosas de alimento, como naranjas, mandarinas, peras, ciruelas, etc. Daremos al paciente un baño de sol, de manera que el vientre reciba la acción de ese gran médico. El sol, actuando sobre la piel, facilita los movimientos del intestino por acción refleja. También le daremos masajes sencillos de derecha a izquierda sobre la región hipogástrica, pues esto ayudará a mover las masas aprisionadas del bolo fecal, sobre todo en la fosa ilíaca derecha.

Si no hiciese sol, por ser de noche u otra causa cualquiera, daríamos al enfermo un baño de tronco, cuya temperatura debe ir en aumento mientras pueda soportarla, aplicándole masaje al vientre.

Si el enfermo no puede tomar baño o no hay bañera o cuarto, basta con un paño áspero mojado proceder al movimiento del intestino, restregándole cada vez con mayor fuerza.

Las compresas de «greda» mojadas, que envuelvan el abdomen, también son utilísimas, así como los paños y franelas calientes. Estos son los procedimientos sencillos puestos al alcance de todos para gozar salud y librar al intestino del demonio de la comida cocinada, que genera la enterocolitis, la coprostasia y mil enfermedades, que al final se resumen en un solo vicio o hábito, esto es, la comida en exceso.

El gran sistema para no padecer estreñimiento, es evitarlo. Pero no todos pueden, ni todos quieren seguir el Naturismo a todo riesgo, pues unos por sus condiciones de vida, otros por falta de voluntad, se encuentran impedidos para hacer la única «revolución» plausible y útil: la de nuestro cuerpo,

Existen magníficos procesos para evitar el estreñimiento intestinal, sin tener que abandonar por completo la alimentación cocinada. La curación no es tan perfecta, pero la reforma es de valor, es esta:

Por la mañana: Almorzar frutas y nueces con pan completo.

Por la tarde: Comer vegetales cocinados, con ensaladas crudas, aderezadas con aceite y limón.

Los que quieran comer cuatro veces cada día, pueden hacer dos comidas de fruta y dos de vegetales, en las que dominen las ensaladas crudas. En este caso se almorzaría fruta; a mediodía legumbres cocinadas; para merendar frutas y para cenar vegetales (verduras) cocinadas, con ensaladas.

Lo que más mal hace es la carne y el pescado, los huevos, la leche, el té, el café y el azúcar, lo mismo que el vino y las harinas blancas sin sal vado.

Lo que mejor sienta son las frutas de toda clase y los productos hortícolas, principalmente crudos, porque el calor no altera los jugos digestivos ni modifica las celulosas, precisas para que los movimientos del intestino se lleven a cabo normalmente.

Curar el estreñimiento es, pues, de una sencillez enorme. Basta ser frugal, aunque no se sea frugívoro puro. Desde el momento en que dominen los vegetales crudos y las frutas en la alimentación y se cumplan las necesarias prácticas naturistas, no hay preso que no se libre de la cadena en que, por ignorancia o por costumbre, se había enredado. La «reforma alimenticia» es esencial para conseguir el fin que nos proponemos, es decir, impedir la demora patológica en los tubos de salida del organismo de substancias muy perjudiciales para la salude No son motivos de sectarismo los que conducen al autor a esta conclusión; son razones de todos los órdenes: científicas, morales, fisiológicas y estéticas, ponderables y seguras, resultado de una práctica de muchos años de frugivorismo y Naturismo.

Hasta llegaremos a adelantar esta proposición, que parecerá excesiva, pero que es hija de mucha observación y experiencia: «toda y cualquier modalidad morbosa se cura, o por lo menos se vence, por el Naturismo». Si las células del paciente pudiesen regenerarse aún, la cura sería definitiva; pero si están de tal modo ofendidas que no reaccionan depurándose, el Naturismo prepara una muerte tranquila, sin dolores, como la muerte normal.

Sin duda para vencer la enfermedad (no importa el nombre ni la terminología empleada), es necesario que tengan lugar las crisis curativas, cada vez menos intensas, de acuerdo con Hipócrates, el padre de la Medicina, que enseñaba esto a sus discípulos. Se observarán pérdidas de peso, fiebres, aburrimiento. El organismo expulsa por la piel, por el pulmón, por la orina y por el intestino los restos de la «fobia» culinaria, resultantes sobre todo de la matanza y la hecatombe de los pacientes bueyes, de las aves, peces y cerdos.

Debe hacerse la cura en silencio, puesto que la familia y los amigos serán refractarios a ella, y sólo por medio de este sistema podremos oponer un dique a la degeneración derivada del uso del alimento sin «fuerza vital».

Centenares de individuos hay en Portugal y el Brasil, a quienes el autor ha acompañado generosa y altruístamente para que venciesen sus incomodidades por la medicina naturista, sin drogas ni operaciones.

Ha de venir un tiempo en que el Naturismo será divulgado como única manera de vivir, cada día con más interés y saber. Bastará que se abran los ojos en el raciocinio de muchos desgraciados. En los hospitales y sanatorios que se fundarán, se practicarán resurrecciones y curas verdaderas. Contra el Naturismo se alza, sobre todos los obstáculos, el mayor de todos: el goce. Se eleva a placer, lo que no es más que mentira: la mesa cubierta de despojos cadavéricos y regada por el alcohol rojo o verde. Gradualmente ascenderemos a la perfección las personas que nos estimemos y deseemos hacernos superiores, viviendo de frutos solamente y de acuerdo con la Naturaleza.

La carne es un alimento feroz, propio de lobos crueles y hienas sanguinarias.

Las mujeres, los hombres y niños que la coman, se desvirtúan y se corrompen.

Ni la dietética verdadera, ni el instinto sencillo, ni el paladar puro, llevan al hombre a comer cadáveres sin que antes sean embalsamados por la cocina, siempre ocultadora. ¡Qué aliento tan encantador el de las criaturas que se alimentan de frutas y vegetales crudos! ¡Qué deposiciones sin fetidez las de las personas de todas las edades que los aman y con ellos se alimentan exclusivamente! ¿Habrá alguien que no quede extasiado frente a una mesa llena de fresas y de uvas, naranjas, melocotones, calabazas cortadas y melones preparados para comerlos con la cucharilla? Las frutas son la salud y la vida, son los alimentos sin mácula.

El Naturismo ha sido tenido como atentatorio al progreso, y esta manera de pensar la emplean a menudo muchos censores entusiastas. Pero es una manera errónea de raciocinar, pues el progreso tiene cosas bellas, como el arte de Fidias y Praxíteles, la música de Wagner, el estro de Camoens, la pluma de Hugo. El progreso inventó los vapores y los convoyes, así como las máquinas, que evitan esfuerzos al hombre. El progreso destruyó, sin embargo, la vitalidad humana con la cocina fabricando los alimentos, y por eso permitió el uso de la carne e hizo que el hombre enfermase y llegase a ser enemigo de sus semejantes. En la guerra inventó armas y bombas, cañones y fusiles, abriendo lupanares innobles, presidios infamantes, asilos que envilecen, y el robo y el duelo, la infamia y la astucia, se levantaron contra la inteligencia y la razón. Este progreso no es más que una consecuencia nefasta de la vida de la humanidad, obligada y uncida a tremendos yerros, respecto a la verdadera orientación de paz y de amor entre todos los seres de la creación.

El Naturismo educa a los hombres y mujeres en los sentimientos, basados sobre unas leyes de la Naturaleza, y no hace héroes o déspotas, erguidos por el falso poderío de la fuerza y la argucia, la infamia y la prepotencia.

El estreñimiento universal es la causa cierta de todas las anomalías y de todas las crueldades. La humanidad únicamente adelantará en el verdadero camino cuando sea naturista.

Pero no creáis que los naturistas son ingenuos que se dejan engañar. Tranquilos, reflexivos, con un cerebro que funciona sin los venenos de la carne y el alcohol y tantos otros, miran, ven y observan; y en la vida se dirigen y orientan mejor que los demás, en campo firme y claro, sabedores y lúcidos.

La filosofía naturista es la única que tiene bases seguras; todas las demás se fundamentan en cimientos preconcebidos y contraproducentes.

Dice el Sr. Deshumbert: «El error fundamental de la mayoría de los filósofos, es no haber comprendido que el hombre es parte constructiva del Universo, parcela del Todo y partícula integrante de la Naturaleza». (*Moral de la Naturaleza*. Editores, Lelo & Irmao, Oporto.)

La alimentación del hombre se convirtió en irracional por la cocina y la fermentación. El hombre se vistió, se calzó y se caló el sombrero. Vive noche y día en casas cerradas; se excita en el amor, en el teatro, carruajes, cinematógrafos y fuma el tabaco. Huyó de la Naturaleza. Estriñó su vientre, para quedar esclavizado a mil dolencias, a las que llama «gozo y placer».

Curado de la enfadosa enfermedad del vientre obstruido, el hombre se encuentra ante otro progreso de arte, de belleza y de moral sana; con inventos útiles, pero no fabricados en las oficinas aniquiladoras, cultiva la tierra y los huertos, los jardines y los campos, en los que alcanzará la salud, cuidando de los alimentos para sí y para los demás. Nueva era, edénica y casta, formada por el ideal y la paz, la luz y el aire, en donde el hombre prolongará su vida y la de su familia, hasta el crepúsculo suave de una vejez honestamente ganada, bajo el palio del cielo azul y diáfano, en el que el sol campee en su círculo de oro y de actividad sempiterna.

La curación del estreñimiento es, pues, la llave con que se abren las puertas del Paraíso que todos procuran inútilmente adquirir en vano, y que únicamente se encuentra en la Naturaleza abundante y fuerte, generosa y creadora, que nos enseña a vivir sin males.

XIV
Epílogo

Lector que nos has acompañado:

Hemos puesto a tu alcance la Felicidad. No te ha costado una pesada bolsa de dinero ni un esfuerzo grande es el que has empleado para comprendernos. Si tienes ánimos y energías, apártate poco a poco del alimento y de los hábitos deletéreos. Ha pasado el tiempo de la indecisión y de la duda; con voluntad hallarás justo lo que atrás queda escrito en estas cortas páginas, que ponderarás.

Los médicos alópatas, a los que fuiste a pedir salud tantas veces, están tan enfermos como tú; fíjate y lo verás.

Su aspecto es de enfermos, llenos de males y con el intestino sirviendo de «habitación y tienda» a los alimentos irracionales. Ellos que debían curarse, mueren tan de prisa como los clientes que los llaman.

Toda esa medicina está establecida sobre bases frágiles y en terreno movedizo.

Todo son experimentos sobre experimentos en la historia de la Medicina.

El que suscribe este libro es también un médico. Abandonó toda la enseñanza postiza de la terapéutica medicamentosa para curar a los enfermos sin drogas ni operaciones: por el Naturismo, en una palabra. No siente envidia por sus antiguos colegas. Procura sacarlos del pantano en donde fue educado, Tuvo ánimos para barrer toda esa ciencia hecha de incongruencias. La medicina fue un dualismo complicado con la farmacia, en la que se fabrican los remedios, filtros diabólicos de ruinosa combinación con efectos deletéreos para el cuerpo humano, profundamente atacado por tantos inventos casi siempre.

Millares de médicos recetan millones de drogas y la humanidad toma esos tóxicos con cariño y con fe, como si fuesen talismanes de fácil curación.

No hay remedio mejor que el aire purísimo, el agua lustral, el ejercicio saludable, el reposo conveniente, los frutos alimenticios (remedios que el sol cría y fecunda llenos de energía). Sólo la Naturaleza cura. ¿Quieres saber quién te dice estas verdades en este libro, que tal vez alguien encuentre excesivo?

Es el Dr. Amílcar de Souza, que está a tus órdenes para lo que quisieres mandar, en la ciudad de Oporto.

www.ingramcontent.com/pod-product-compliance
Lightning Source LLC
Chambersburg PA
CBHW061404250726
48657CB00004B/1646